スタンフォード式
疲れない体

The Stanford Method for Ultimate Super Recovery

スタンフォード大学スポーツ医局 アソシエイトディレクター
アスレチックトレーナー
山田知生
Tomoo Yamada

サンマーク出版

プロローグ　全米最強のスポーツ医局が明かす「疲れない体」の作り方

「疲れにくく、そして疲れてもすぐ回復する体になるには、どうすれば？」

本書は、その問いへの一つの答えです。

世界でもトップレベルを誇る**スタンフォード大学の「科学的知見」**。

在籍している多くの学生選手が世界レベルの大会に出場し、その層が「全米№1」といわれるスタンフォード大学のアスリートたちのために、**同大学のスポーツ医局が実践している「最新のリカバリー法」**。

この2つを軸に組み立てた**「疲労予防」と「疲労回復」のメソッド**を初めてまとめたものが、この本です。

「疲れが溜《た》まっているのか、日中体がだるい」
「いくら寝ても、起きると体が重い」
「最近、疲れが抜けにくくなった」
「以前と同じ作業量であっても、前より疲れやすくなった気がする」

誰もが忙しく過ごす現代社会において、**「疲労」と無縁で過ごせる人はなかなかいません。**「疲れやすい」「疲れが抜けない」など、疲労の悩みは様々な形で私たちの毎日に影を落としています。

しかし、「忙しいから」「若くないから」といった理由で、「疲れない毎日」をあきらめる必要はありません。疲れるのは「仕方ない」ことでは決してないのです。

正しいステップを踏めば、疲労は防げます。疲労回復の効率を上げることも可能です。

それを実現する方法を、スタンフォード大学のスポーツ医局で実際に行っている、**全人類に通じるリカバリー・アプローチ**を土台に、最新スポーツ医学のエッセンスも取り入れながらお伝えするのが本書の役割です。

何も手を打たなければ、たしかに疲労は溜まっていく一方です。そして溜まった疲労は、ケガや病気の誘因にもなりかねません。

慢性的な疲労でも一時的な疲労でも、取り除いていくのがベストなのは疑いようがありません。

「放っておけば溜まっていく」疲労に対抗できる、**「抗疲労体質」**を目指しましょう。

本書を活用して、ぜひ「疲れない体」を作っていただきたいと思います。

「世界最高峰の知識×全米No.1チームの回復法」という極上メソッド

「スタンフォードって、アメリカの頭のいいエリート大学ですよね？」

日本の知人にはよくこのように言われますし、シリコンバレーが活気づいてからは「理系の本場」という認識も定着しているようです。

『Times』の世界大学ランキングを見ると、1位はイギリスのオックスフォード大学、2位はイギリス・ケンブリッジ大学、スタンフォードはカリフォルニア工科大学と並んで3位につけています。

ランキングは調査機関ごとに様々ですが、『U.S.News & WORLD REPORT』でも、スタンフォードは1位のハーバード、2位のマサチューセッツ工科大学につぐ3位。スタンフォードは世界の頭脳が集まる、屈指のトップ大学といっていいでしょう。

しかし、「賢い」というのは、あくまでスタンフォードの一面です。

アメリカ人にとって、スタンフォードは「文武両道の大学」というイメージで、学問ばかりか、**「スポーツでも名門大学」**とされています。

野球、アメリカンフットボール、バスケットボール、水泳、テニス。あまり知られていませんが、スタンフォードの選手となれば、プロレベルの超一流ぞろいなのです。

「アメリカの五輪メダル」の22％は、スタンフォードが獲得していた

2012年のロンドンオリンピックには、スタンフォードから40人の学生が出場し、**12の金メダルを獲得**。

2016年のリオデジャネイロオリンピックでは、**27個のメダルがスタンフォードの学生**の胸に輝きました。アメリカが獲得したメダルの合計は121個。そのう

リオ五輪でスタンフォードが獲得したメダル数は「国レベル」

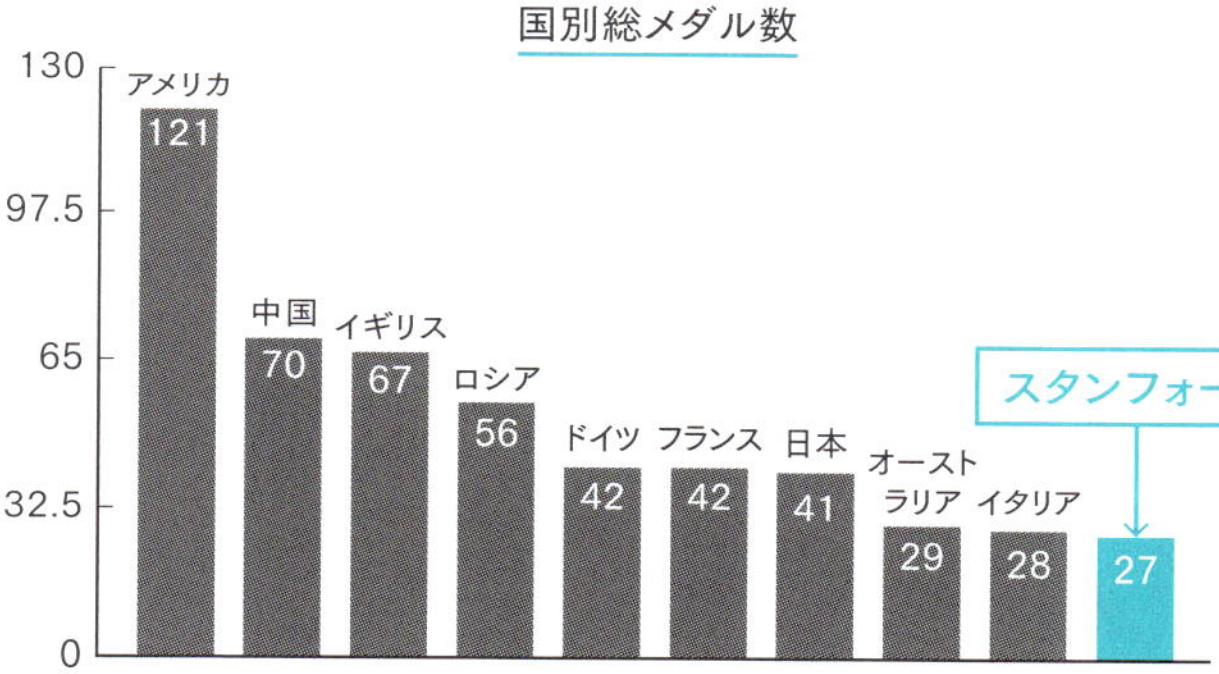

金メダル14個、銀メダル7個、銅メダル6個を大学1校が獲得！

ちの27個ですから、およそ22％をスタンフォードが獲得したことになります。

私は現在アスレチックトレーナーとして、水泳チームを専属で見ているのですが、この本を書いている間、女子の全米大学選手権がオハイオ州で行われました。

そこで、スタンフォード女子水泳チームは、**「5つのアメリカ新記録」**
「13種目中8つの個人種目で優勝」
「リレー競技5種目中すべてで優勝」
という成績を収めることができました。

まさに、最強集団と呼ぶにふさわしい活躍ぶりです。

“23年連続全米総合1位”の裏にある「絶対回復マニュアル」

スタンフォードは多くの競技で多数のプロアスリートを輩出しており、メジャーリーガーだとマイク・ムッシーナ、ジャック・マクダウエルをはじめ、そうそうたる名前が並びます。

２０１７年にメジャーリーグの頂点・ワールドチャンピオンに輝いたヒューストン・アストロズの監督、Ａ・Ｊ・ヒンチもスタンフォード出身。

アスレチックトレーナーとして私がかかわった現役選手にも、ジョン・メイベリー・ジュニア、ジェド・ラウリー、カルロス・クエンティンらがいます。

また、私が長く担当したバスケットボールには、一卵性双生児であるブルックとロビンのロペス兄弟、ランドリー・フィールズ、アンソニー・ブラウン、ドワイト・パウエルらなど、いずれもＮＢＡ選手として活躍したプレーヤーが在籍していました。

アメフトでも多くの名選手をプロの世界へと送り出しています。

アメリカの大学スポーツには、ＮＣＡＡ（National Collegiate Athletic Association＝全米大学体育協会）という組織があり、野球、バスケットボール、テニス、アメフ

NCAA（全米大学体育協会）ランキング

年度	1位	2位	年度	1位	2位
1993-94	ノースカロライナ大学	スタンフォード大学	2005-06	スタンフォード大学	UCLA
1994-95	スタンフォード大学	ノースカロライナ大学	2006-07	スタンフォード大学	UCLA
1995-96	スタンフォード大学	UCLA（カリフォルニア大学ロサンゼルス校）	2007-08	スタンフォード大学	UCLA
1996-97	スタンフォード大学	ノースカロライナ大学	2008-09	スタンフォード大学	ノースカロライナ大学
1997-98	スタンフォード大学	ノースカロライナ大学 フロリダ大学（同率）	2009-10	スタンフォード大学	フロリダ大学
1998-99	スタンフォード大学	ジョージア大学	2010-11	スタンフォード大学	オハイオ州立大学
1999-00	スタンフォード大学	UCLA	2011-12	スタンフォード大学	フロリダ大学
2000-01	スタンフォード大学	UCLA	2012-13	スタンフォード大学	フロリダ大学
2001-02	スタンフォード大学	テキサス大学	2013-14	スタンフォード大学	フロリダ大学
2002-03	スタンフォード大学	テキサス大学	2014-15	スタンフォード大学	UCLA
2003-04	スタンフォード大学	ミシガン大学	2015-16	スタンフォード大学	オハイオ州立大学
2004-05	スタンフォード大学	テキサス大学	2016-17	スタンフォード大学	オハイオ州立大学

! 23連覇中の絶対王者、それがスタンフォード

ト、陸上、水泳など、24の競技の成績を総合的に評価して、各大学のスポーツの強さが毎年決められています。

ここでは年間90の試合が行われ、ポイント制で各大学のランキングが決まるのですが、スタンフォードは**1994年から2017年のシーズンまで、23年連続総合1位**を獲得しています。

総合的かつ圧倒的に強い。

それがアメリカにおける「スポーツ強豪校・スタンフォード」の姿です。

そしてそれを実現なしえるのも、ひとえに**人体の構造にとことん即した回復法**を実践しているからにほかなりません。

全米No.1チームの「総合的回復」を担った16年間

スタンフォード大学での私の役割は、スポーツ医局のアソシエイトディレクター。スポーツ医局の方向性とビジョンを決め、医局で働く23名のスタッフを統括しています。また、同時に現役のアスレチックトレーナーでもあり、現在、東京オリンピックでメダル獲得を目指す水泳チームを専属で担当しています。

アスレチックトレーナーの一番大事な仕事をひと言でいうと、**「予防」**です。

長いシーズン、選手がケガをしたり、メンタル面で問題を抱えたりしないよう、つねにコンディションを整えて万全の状態で試合に送り出すのがトレーナーの使命。

もちろん、**選手のケガの手当て、競技復帰をともに目指すリハビリ、疲労が溜まった選手の体のケアといった「体のメンテナンス」**も欠かせません。

アメリカの場合、「NATA：National Athletic Trainers' Association（全米アスレチックトレーナーズ協会）」に認定されたトレーナーは、**国家資格**を持つことになります。現在はトレーナー認定試験を受けるには大学卒業が条件となっていますが、2

022年からは大学院を卒業していないと受験資格はありません。

つまり、**アメリカでアスレチックトレーナーになるには、現場で培う「技術や実務能力」だけでなく、「科学的な知識」や「高い一般教養」「思考力」も大切**だということ。

スポーツ医学は日々進歩しており、それを積極的に取り入れたほうがより効果的なのは当然の話です。

アスレチックトレーナーは、コーチ、医療の専門家、食のスペシャリストらとともにチームで活動します。したがって彼らからも知識を吸収し、それを現場で実践する役割も求められているのです。

10代からプロスキーヤーとして活動していた私は海外遠征も多く、24歳で現役を引退したあと、アメリカに留学しました。

「スポーツ医学を学びたい」という志があってのことですが、私が渡米した26年前、日本ではまだその環境が整っていなかったため、アメリカ留学を選ぶことに。

サンノゼ州立大学大学院でスポーツ医学とスポーツマネジメントを学んだのち、1

999年にアスレチックトレーナーの国家資格を取得。そして、2000年にサンタクララ大学でキャリアをスタート、2002年にスタンフォード大学のアスレチックトレーナーに就任しました。それから16年にわたり、長距離ランナー、バスケットボール、ゴルフ、野球、水泳など、数多くの選手をサポートしてきました。

金メダリスト、全米記録保持者……世界的プレーヤーはどう回復しているのか？

現在、私が担当している女子水泳には、**ケイティ・レデッキー選手**がいます。**ロンドンとリオのオリンピックで5つの金メダル**を獲得し、**世界水泳選手権を合わせると19の金メダルと2つの銀メダル**を持つという、圧倒的なチャンピオン、まさに世界女王です。

スタンフォードには、レデッキー選手のように、高校在学時に花形選手だったアスリートが少なくありません。たとえば高校卒業のタイミングでメジャーリーグからドラフトで指名され、スカウトから巨額の契約金を提示されたにもかかわらず、それを断って大学進学を選んだ野球選手もいます。

また、在学中にプロチームから声がかかることも珍しくなく、3年時にNFL（アメリカンフットボールのプロリーグ）のドラフトで1位指名され、「推定40億円以上」といわれる契約金を断ってまで学びつづけたアンドリュー・ラック選手はその一人。彼は、「ここにとどまれば仲間が自分を成長させてくれる。自分はさらに人間的に成長したいし、将来は建築家になりたいから」と述べて大学にとどまりました。

このように、スポーツだけでなく学問にも優れ、さらに人間性も備わった若者に接することができる日々は、充実感があります。それはあらためて、彼らの体を守るという自分の使命と、責任の重さにつながっているのです。

「選手の体」を預かる以上、どの瞬間も絶対に気は抜けませんし、**あらゆる事態を想定して予防策を知っておく必要が当然あります。**

選手生命を脅《おびや》かすケガを未然に防ぐ以外にも、脳震盪《のうしんとう》対策は欠かせませんし、最悪のケースとして想定される突然死を防ぐための知識はマストです。

アスレチックトレーナーとはコーチ、医療チーム、食の専門家と協力し合いながら、「ケガや事故の予防」「ケガをしてしまったときの復帰プログラム」などを複合的に考え実践していく仕事ということです。

超人たちが実践する「再現可能な回復プロセス」を初公開

「ケガをしない体を作るには？」

「ケガをしてもすぐ回復できる体を作るには、どうしたらよいのか？」

この問いと選手のメンテナンスは、不即不離です。そこで、スポーツ医局ではその答えを日々検討しているのですが、なかでも私が重視しているのは**「疲れ」**です。

なぜなら疲れは、ケガはもちろん、アスリートが絶対に避けたい3つの状態を招くから。

①疲れていると、試合に勝てない

②疲れていると、本来の実力が発揮できない

③疲れていると、ケガ・故障につながる

そこで**「疲れの予防」**が大切になってくるのです。

しかし、プロレベルのスポーツは過酷を極め、疲れを100%予防するのは現実的ではありません。いかに若くて身体能力が高い学生アスリートとはいえ、激しい練習のあとは絶対に疲れます。

また、スタンフォードは勉強でも高い成績を収めることが要求されるので、「練習していれば授業に出なくても許される」という特例はありません。毎日ハードな練習を3～4時間こなし、そのあとで夜中過ぎまで図書館で勉強したりする。さらに試合のときは、1～3時間も時差がある地域への遠征……疲れないほうが不思議です。

そこで、「疲れの予防」と並んで重要なのが、**「疲れを早期に解消する」**こと。

日々のハードな練習や勉強で生じる疲れをこまめに解消しておかなければ、疲れの予防どころか、慢性的な疲れが蓄積して「疲れやすい体」になってしまうのです。

だからこそ、私たちは「疲れの予防」と「解消」をセットで考えています。

「疲れを予防する＋疲れを解消する」

これを「ワンツー、ワンツー」とリズムを刻むようにくり返すことで、「疲れない体」の構築を目指していくというわけです。

科学が「いい！」とした方法で「疲れない体」を実現する

疲れを予防しながら解消し、そのくり返しで、「疲れない体」を作る。

これは、アスリートのみならず、多忙な毎日を送るあなたにも共通する「理想」ではないでしょうか。それに、我々が試みているのは人体のメカニズムに即した回復法なので、**アスリートであろうとなかろうと、すべての人に効果があるアプローチ**です。

そこで私は、スタンフォード大学スポーツ医局で実践している「疲れの予防法」と「疲れの解消法」をシェアしたいと思い、この本を執筆することにしました。

「それならストレッチなどの写真がたくさんほしい」「簡単にできる体操を知りたい」「とにかく、効き目がある方法だけを具体的に教えてほしい！」

こういった要望があるのは承知しています。

しかし、**知識なき実践は危険**です。巷で「いい」とされていても、じつは効果がなく「無駄な努力」に終わることもあります。体を整えるどころか、逆にトラブルの原因となる可能性も。

さらに今は大変な健康ブームで、様々なメソッドが世にあふれています。だからこそ、自分に合った正しいものを選ぶ「目」を養う必要があり、そのためにも「疲れの正体」を、科学的に知っておくことが重要になってくるのです。

確かな知識とすぐにできるノウハウ、双方向から疲れない体を手に入れましょう。ストレッチや体操という実践ばかりに偏らず、科学的なエビデンスも本書ではお伝えしていきたいと思います。

「根拠なき回復法」に意味はない

「科学的な理論とデータに基づき、効果があると実証されたものを、適切な方法で用いる」。これが、私たちスタンフォード大学スポーツ医局のゆるぎない方針です。

一流選手を預かる以上、根拠なき試みはできません。「深くゆっくり呼吸すると何となく癒される」というレベルで、未来の数億ドルプレーヤーをメンテナンスすることは許されないのです。

だからこそ、私たちはトレーニングについて、３つの基本を大切にしています。

「マインドセット、ハードワーク、リカバリー」です。

①目標を設定して、エビデンスのある知識を収集し、「どうすればそこにたどり着けるのか」知恵を絞ったうえで（マインドセット）、
②一生懸命に練習や試合をやり（ハードワーク）、
③終わったらしっかり回復する（リカバリー）。

本書もまた、この基本にならいたいと思います。

０章で詳述しますが、アスレチックトレーナーとしての約20年にわたるキャリアを通して私が実感しているのは、**「疲れは神経と体の連携が崩れて起きる現象」**だということ。

疲労とは、筋肉や関節だけの問題ではありません。疲れない体を作るには「脳神経科学」も取り入れる必要がありますし、神経にとって大切な酸素吸引、すなわち「呼

吸」も重要です。食事を中心とした「栄養学」の知識もなくてはなりません。

それを踏まえて私たちが実践しているものこそ、**「医学」「脳神経科学」「栄養学」といったスタンフォードの最新知見を基に組み立てた「回復プログラム」**なのです。

とはいえ、この本で難しいことを書くつもりはありません。

必要に応じて医学的な情報も紹介しますが、本書は決して専門書ではありません。

〝小難しい用語〟や〝複雑な筋肉の名称〟などは極力使わず、すんなりと理解していただけるようにまとめていきたいと思います。

そのうえで、奇をてらったメソッドではなく、**スポーツ医学の基本に忠実にのっとった、我々が本当に行っている回復法のエッセンス**をお伝えしていきます。

常時「100%に近い実力」を発揮する疲労対策プラン

「疲れない体」を作るため、本書は次の構成で進んでいきます。

0章では、疲れない体作りの土台となる**「疲労発生のメカニズム」についてのスタンフォードスポーツ医局の見解**をお伝えします。一度まっさらな状態で、基礎知識を頭に入れてほしいという思いから「0章」としました。

次の1章では、疲労の予防と改善ができる、最新理論が詰まったメソッド**「IAP」**について。この疲労予防プログラムを選手たちに実践させたところ、バスケットボールチームや水泳チームから腰痛持ちが徐々に消えるなど、選手のコンディションに大きなプラス効果がありました。その鍵は、**「体内の圧力」**にあります。

続く2章では、**疲れてしまった体の「リカバリー法」**、**対症療法**について。

3章では**疲労回復を体の内側からサポートする「食事術」**について書きます。

しめくくりの4章では、立ち方、座り方など、忙しい1日でもダメージを最小化してできるだけ疲れずに過ごすための**「ハードワーク・メソッド」**を紹介します。何気ない日常動作一つで疲れ方は変わる——この事実を踏まえて、「極力疲れない日中の過ごし方」をお伝えしたいと思います。

試合に臨む前、アスリートの一番の目標は、「それまでの自分」を超え、そして相手に勝つことです。

その鍵は、**「自分の実力を、本当に100%発揮する」こと**。

あなたが無理をして、アスリート並みのパフォーマンスを目指す必要はありません。実年齢よりはるかに若い体を作るのは難しいですし、よい結果にはつながりません。

人はみな、身体能力も、骨格も、筋肉も、体の可動域も、すべて異なります。当然、パフォーマンスも変わってくるでしょう。

かように、いきなりアスリートレベルを目指す必要はありませんが、自分が本来持っているパフォーマンスを最大限に生かすことはできます。

どうか本書で疲れない体を作り、**「自分レベル100％」のパフォーマンス**を目指していただきたいと思います。

30歳なら30歳のあなたのベストの体に。

60歳なら60歳のあなたのベストの体に。

それがあなたの体の若々しさ、すこやかさの基本になっていくのです。

2018年

スタンフォード大学スポーツ医局アスレチックトレーナー　山田知生

スタンフォード式　疲れない体　目次

プロローグ

全米最強のスポーツ医局が明かす「疲れない体」の作り方

0章
スタンフォードで突き止めた「疲労発生」のメカニズム
――なぜ人は疲れるのか……知られざる「疲弊する仕組み」

1章 世界最新の疲労予防「IAP」メソッド

――「体内圧力」を高めてダメージを完璧にブロックする

2章 疲れを持ち越さない 究極のリカバリー法

——「最高の回復」で脳と体から疲労物質を即時除去《リムーブ》

3章

抗疲労体質になる 一流の食事術

――「体内に入れるもの」であなたの回復力は変わる

4章 スタンフォード式 ハードワーク・メソッド
――働いても、働いても、ダメージを最小化する方法

スタンフォード式　疲れない日常動作――216

装丁　井上新八
本文デザイン・図版　藤塚尚子
本文イラスト　二階堂ちはる
本文DTP　山中央
編集協力　青木由美子
　株式会社鷗来堂
編集　梅田直希（サンマーク出版）

0章

スタンフォードで突き止めた「疲労発生」のメカニズム

――なぜ人は疲れるのか……知られざる「疲弊する仕組み」

スタンフォードスポーツ医局が定義する「疲労の正体」

「医学的に有効」なやり方で始める

やるべきことがたくさんあるのが私たち現代人であり、これは年齢を重ねた人に限った話ではありません。若い人たちも疲れを感じていますし、忙しい日本では、「小・中学生でさえ疲れが溜まっているのでは？」と心配になるほどです。

その意味で、「疲労とどう付き合うか」は、誰にとっても身近なテーマといえるでしょう。

ところが、これほど身近でありながら、「疲れの正体」は案外知られていません。

疲れとは、いったい何か？
疲れはどうして起きるのか？

湿疹《しっしん》を治療するには、それがウイルス性のものなのか、アレルギー反応か、何かにかぶれたのか、原因を把握してそれに合った手当てをしなければ効果はありません。

疲れもこれと同じで、疲れの原因を調べなければ、疲労を根本的に解消することはできません。

つまり、疲れを予防する場合も、「疲れとは何か」を知っておかなければ、本当の意味で「疲れない体」にたどり着くことはできないのです。

「疲労＝乳酸の蓄積」神話の誤解

疲れの原因として、少し前までよく挙げられていたのが**「乳酸」**です。

「疲労は筋肉に溜まっていく。その原因物質の一つは乳酸であり、乳酸を取り除くのが疲労を解消する方法だ」

こうした考えが、2000年代前半までは主流でした。

たしかに筋肉を使いつづけると乳酸が溜まり、「トレーニングしすぎて足が上がらない」「もうクタクタ！」という状態になります。

しかし、あなたの疲れは、激しく運動したあとのような疲れでしょうか？

「朝起きたときから、体が何となくだるくて重い」
「ちょっとしたことで疲れるし、その疲れがなかなか取れない……」

アスリートでない限り、むしろ、こうした悩みを抱える人のほうが多いと私は感じます。日本の通勤電車でもみくちゃになっているビジネスパーソンが、アスリート並みに運動しているかといえば違います。

乳酸が溜まるほど体を動かしているわけではないのに、かなり疲れている……。

そう考えると、疲れの原因を、**乳酸だけに求めるのはナンセンス**でしょう。

また最近では、「乳酸が溜まるから疲れる」のではなく、「乳酸は、筋肉疲労をやわらげるために発生する」という説もあります。

疲れたければこうしよう!——無尽蔵のスタミナも〝一晩〟で空っぽに

疲れの原因として明らかなものの一つに、**「睡眠不足」**があります。

睡眠の役割の一つは脳と体の疲労回復ですから、**「寝ていない」のは疲労が取れて**

いない状態そのもの。

さらに睡眠不足は、脳に明らかな悪影響を及ぼします。私がそれを再認識したのが、スタンフォードで学生選手に実施している「アイトラッキング・テスト」でした。

「アイトラッキング・テスト」とは、選手にVR（バーチャルリアリティ）の器具を装着させ、くるくる回ったり、ぱっと動いたりする小さな黒点を、目で追わせるテスト。どれだけ正確に追えているかを通じて、脳の機能を計測します。

スポーツ医局では、コーチとアスレチックトレーナーが連携して選手の健康状態を管理し、その情報を医療チームとも共有して、選手の状態を医学的に把握できる体制を整えています。競技を問わず運動部の全選手に「アイトラッキング・テスト」を実施するのも、その一環です。

もっとも正確に黒点を追うことができるのは、野球選手。選球眼が必要な彼らは、日頃から動体視力を使うことが多いので、鍛えられているのでしょう。次いで好成績なのは、バスケットボールの選手たち。競技を問わず、生まれながらに優れている選手もいます。

「脳震盪」状態で仕事していた!?

しかし、「アイトラッキング・テスト」は動体視力を測っているわけではなく、脳の状態を調べるテストです。

とくに注意するのは、アメリカの国民的スポーツ・アメフト、アメリカンフットボールの選手たち。

アメリカの国民的スポーツ・アメフトは、大変危険を伴う競技。試合で激しく衝突し、翌日頭痛がするという選手にアイトラッキング・テストをさせると通常より数値が著しく悪く、「脳震盪のサインだ」ということがよくあります。この場合、アイトラッキング・テストの数値が正常に戻るまで、練習を再開させません。

選球眼が必要な野球選手は数値の絶対値に、脳震盪のリスクがあるアメフト選手は数値の変化に注意を払わなければならない……。

そんなアイトラッキング・テストですが、水泳選手や長距離選手でも結果が悪いことがあります。

走っていても泳いでいても衝突することは滅多になく、脳震盪を起こす可能性はかなり低い競技です。いったい、なぜでしょう?

寝不足時の脳≒脳震盪時の脳!?

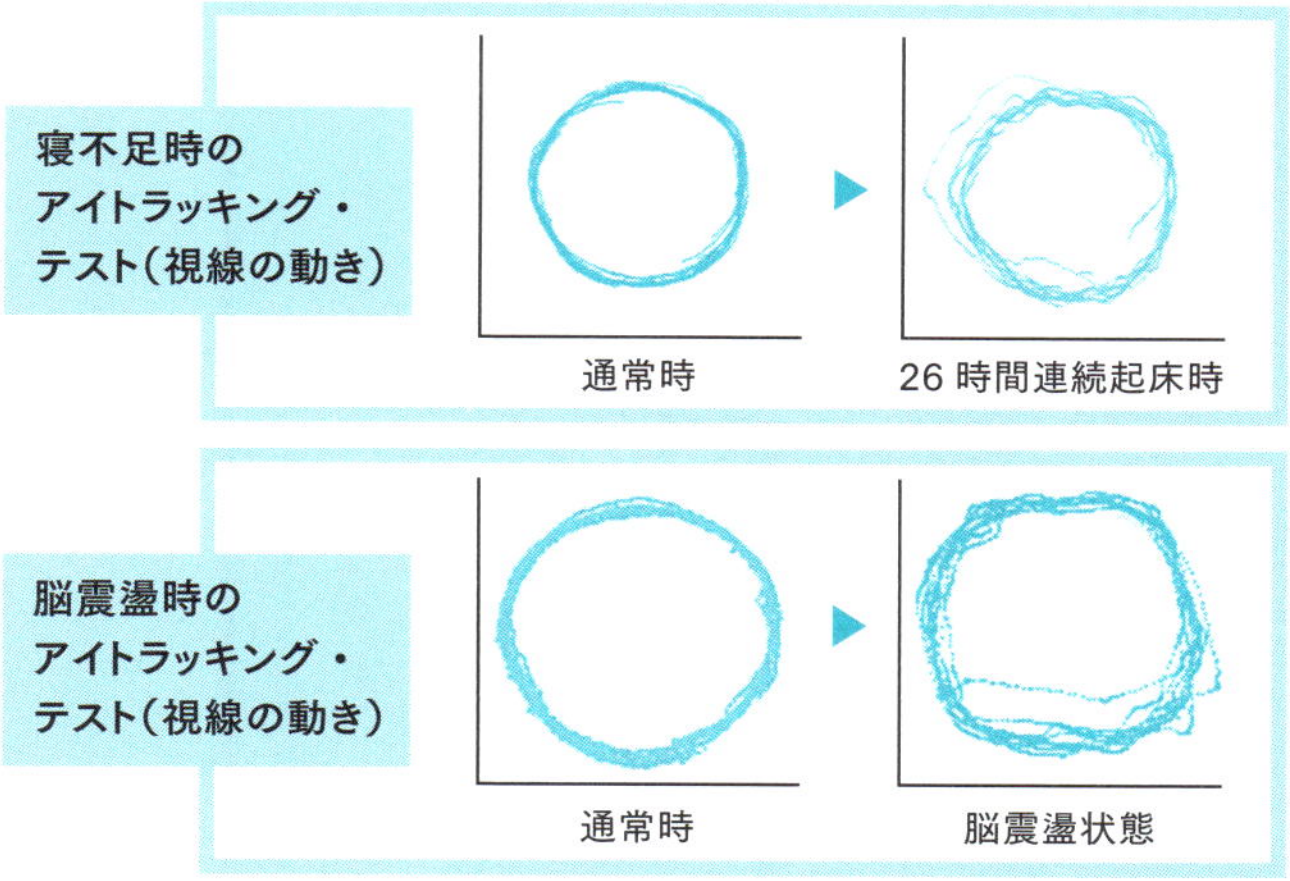

出典：Predictive Visual Tracking: Specificity in Mild Traumatic Brain Injury and Sleep Deprivation
Jun Maruta, PhD ; Kristin J. Heaton, PhD ; Alexis L. Maule, MPH ; Jamshid Ghajar, MD, PhD

こうしたデータを脳外科のドクターに送ると、こんな問い合わせがきます。

「この選手は何の選手？　スイマーなの？　それなら、**寝不足**かどうか聞いてください」

つまり、**寝不足でアイトラッキング・テストを受けると、脳震盪を起こしている選手のテスト結果と似たパターンが出る**のです。

陥りがちな「睡眠不足」もまた、脳に様々な障害をもたらします。眠らないと「疲れ」と

「生産性の低下」を招くことはもちろん、そのまま放置していると脳震盪と同様に日常生活に支障をきたすレベルの危険因子になりうる、ということです。

結局、何が疲れを引き起こすのか？　スポーツ医学・最新の理論

「疲労とは、体だけでなく、脳からも生じる現象」と、私はかねてから考えています。

もう少し正確にいえば、**疲労とは、「筋肉と神経の使いすぎや不具合によって体の機能に障害が発生している」**状態のこと。つまり、筋肉だけでなく**「神経のコンディションの悪さ」が疲れを引き起こす**というのが、最新のスポーツ医学の見解です。

神経を「自律神経」と「中枢神経」に分けて、簡単に説明しましょう。

①オンとオフの切り替えを担う「自律神経」

私たちの体の〝脈拍〟〝呼吸〟〝消化〟といった「意識しないで行われていること」は、自律神経が担っています。

自律神経には昼に活発になる「交感神経」と、夜に活発になる「副交感神経」の2つがあり、**日中は活動するための「交感神経」が優位、夜間は休むための「副交感**

神経」が優位というのが、体に本来備わったシステムです。

ところが、過度のストレスがかかるなどして自律神経のバランスが崩れると、交感神経と副交感神経がうまく交替しなくなります。すると、眠れなくなったり、体温調節がうまくいかなくなったり、血圧が上昇したり、呼吸が乱れたりすることに。

自律神経の乱れは、まず「病気ではないが不調」という状態で現れます。おのずと疲労感を伴うのですが、これを放置したまま悪化させると、本当に病気になってしまうこともあります。

②体の動きを統制する「中枢神経」

中枢神経は、手足を動かす際の「動作の指示出し」など、**体の様々な部位に指令を出す「司令塔」のような役割を担う神経**です。

「手や足を動かす」というのは、骨と腱《けん》と筋肉が勝手に動いているわけではなく、脳と脊髄にある中枢神経と、手足にある末梢神経のチームプレーのたまもの。

ところが、後述するように体が歪んだりすると、「中枢神経→末梢神経」の連携がうまくいかなくなります。これは、「脳からの指令が体の各部位にうまく伝わらない」状態なので、体は思うように動きません。

すると、思うように動かない体の「なんだか重い」「だるい」という感覚が、脳にフィードバックされます。やがて、脳が体の「だるさ」を感知し、あなたの意識に「疲れている」という感覚がのぼります。

こうして「人体の司令塔」が〝自動的〟に疲弊する

疲れを感じている人の多くは、「自律神経」と「中枢神経」の2つの神経のコンディションが悪くなっている状態です。神経の司令塔は脳ですから、2つをまとめて「疲労の原因は脳にある」というわけです。

この「脳疲労」を防ぐために、私がとくに注意しているのは、**「体の歪み」**です。

体が歪んでいる人は、中枢神経からの指令が体の各部位にうまく伝わりません。体の歪みをかばうために無理な動作をし、ちょっとした動きにも必要以上に負担がかかります。無理な動作を続けると、ますます体は歪んで姿勢が悪くなり、中枢神経からの指令も体の各部により一層伝わりにくくなることに。

この状態が続くと、「座っているだけで腰がだるい」「ちょっと歩くと足が上がらない」という状態を招きます。それで無理に筋肉を使えば、体の各部に余計な負荷がかかって、さらなる体のダメージにつながる……。まさに悪循環です。

そこで私は、**「疲れやすい体＝歪んだ姿勢の体」**と定義しています。

あなたがもし、「姿勢が悪いことくらい、どうってことない」と考えているなら、認識を改めましょう。**体の歪みは、中枢神経を乱すトリガーとなる危険な状態**です。

そして、体の歪みと密接に関係しているものこそ**「体内の圧力」**です。

詳しくは1章で迫りますが、あなたももしかすると、体内の圧力に原因があって、姿勢が歪み、体の動きが崩れているかもしれません。

動作に負荷がかかり、いらぬ疲れを引き寄せている可能性も高いのです。

アスリートの場合も、ケガの予防のためには、中枢神経にアプローチして動作をスムーズに矯正しなければならない――。

そこで**アスレチックトレーナーが用いるトレーニングや治療の大部分は、「筋肉**

や関節をケアする」というものから、「中枢神経の機能を正しく整えて、動作をスムーズにする」という方向に変わってきました。

だからこそ、私はこう考えるのです。

「パフォーマンス低下やケガの原因となる『疲れた体』にならないためにも、まずは中枢神経にアプローチしよう」と。

体力がありそうに見える「マッチョ」の本音

スタンフォードのスポーツ医局の壁には、大きなアメフト選手のイラストが2体描かれていて、一方に描かれているのは、防具を身にまとったアメフト選手。もう一方もアメフト選手ですが、こちらはヘルメットの中の脳が透けて見えたイラストです。

「マッスルだけではなく、ブレインも鍛える」

アメフトのように強靭《きょうじん》な肉体が求められるスポーツにおいても、頭脳が非常に大切だということですが、同時にこれは、今のスポーツ医学の象徴でもあります。

スポーツ医学において大切なのは、**「疲れが最小限になるように予防すること」**、

「試合中に最高のパフォーマンスを発揮できるようにすること」、そして**「試合後のダメージの回復を最大限にすること」**です。

それをスポーツ医局では、次の3サイクルで行っています。

①中枢神経を整えることで体に余分な負荷がかからないようにし、疲れを予防する。

②筋肉を鍛えて、パフォーマンスを上げる。

③リカバリーメソッドを実践して効率よく回復を図り、体と脳の疲れを取る。

日頃から「筋トレ」をして鍛えていれば疲れないのかといえば、そんなことはありません。筋トレはむしろ2番目の、パフォーマンスの部分に影響するアプローチです。

鍛え抜かれた体を持つアスリートも、「100%疲れない」というのは不可能。

「筋肉量が多い＝疲れない」というわけではないのです。

だからこそ、適切に**予防と回復を行えるかどうかが、「疲れない最強の体」を実現する鍵を握っている**といえます。

疲れでパフォーマンスが激落する恐ろしい実態

「練習しすぎて負けた」バスケットボールチーム

とはいえ、「多少の疲れは、気の持ちようで何とか乗り切れるだろう」「ちょっと疲れたくらい、たいしたことない」と思う人もいるかもしれません。

しかし、**疲労は確実に、そして驚くほどパフォーマンスを下げる難敵**です。

その実態を、私はスタンフォードのスポーツチームで何度となく目にしてきました。

私がバスケットボールチームを担当していた2015年、ナイキとスタンフォードが協力して、練習や試合中に選手にかかる負荷をすべて数値化したことがあります。

バスケットボールのシーズンである11月から3月までの間、チームの選手全員にナイキが作成した特殊なアンダーウエアを着てもらったのです。

そのアンダーウエアには小さなポケットがついており、特注した薄いチップ状のG

PSが入っています。そのチップで、各選手の体にかかるすべての負荷をデータ化しました。

たとえば、練習中に走り出した選手がどう加速し、どう減速したか、そしてどれだけジャンプしたかなど、すべての動きを測定。そこから負荷を数値化します。

走る、ジャンプする、という動作だけに負荷がかかるわけではありません。物理の法則が人間にも働いていますから、急に止まったり、方向を変えたりするにも大きなエネルギーが必要で、その分負荷も増えていきます。

練習中、そして試合中の負荷も計測していると、いろいろなことがわかりました。

「あっ、南メソジスト大学との試合直前の練習は、どの選手も負荷が増えている」

たしかにその時期は、試合に向けてチーム全体が練習量を増やしていました。試合数日前から選手たちの負荷は徐々に増えていき、試合直前にはピークに達していたのです。ところが、**これほど熱を入れて練習したにもかかわらず、その試合は20点近い大差で完敗**し、その後なかなかチームの調子は上がりませんでした（それまでの

各人の負荷数値（下表）、疲労の実感値（主観的な数値）、各人の試合における個人成績、チームの試合結果などを統合して、疲労とパフォーマンスの関係を調査した

				Game 2			Game 3				Game 4		Game 5		Game 6		
12/8	12/9	12/10	12/11	12/12	12/13	12/14	12/15	12/16	12/17	12/18	12/19	12/20	12/21	12/26	12/27	12/29	12/30
815.0	763.0	676.0	569.0	438.0	424.0	488.0	541.0	419.0	653.0	473.0	790.0	645.0	536.0	713.0	657.0	657.0	649.0
1038.0	1068.0	529.0	823.0	1587.0	339.0	701.0	1499.0	402.0	813.0	600.0	1670.0	767.0	1395.0	975.0	862.0	862.0	838.0
856.0	764.0	691.0	610.0	1101.0	392.0	442.0	1266.0	283.0	605.0	428.0	1420.0	537.0	1065.0	725.0	568.0	568.0	593.0
780.0	721.0	696.0	639.0	916.0	498.0	538.0	999.0	410.0	593.0	505.0	781.0	552.0	856.0	748.8	678.0	678.0	567.0
909.0	898.0	917.0	674.0	972.0	566.0	641.0	749.0	488.0	659.0	459.0	1074.0	671.0	1347.0	857.0	774.0	774.0	721.0
797.0	703.0	670.0	566.0	1044.0	525.0	593.0	1080.0	468.0	648.0	472.0	648.0	628.0	1043.0	812.0	686.0	686.0	640.0
635.0	619.0	566.0	536.0	395.0	405.0	431.0	532.0	345.0	453.0	403.0	710.0	469.0	454.0	612.0	514.0	514.0	481.0
616.0	702.0	668.0	490.0	558.0	380.0	474.0	540.0	379.0	463.0	354.0	666.0	560.0	436.0	601.0	594.0	597.0	533.0
851.0	807.0	695.0	634.0	*354	489.0	554.0	*332	350.0	負荷増により故障、長期離脱								
766.0	732.0	246.0	599.0	645.0	182.0	458.0	660.0	362.0	497.0	382.0	696.0	503.0	593.0	722.0	338.0	338.0	389.0
599.0	677.0	589.0	536.0	639.0	409.0	489.0	560.0	364.0	551.0	403.0	315.0	547.0	501.0	617.0	568.0	568.0	563.0
787.5	768.5	631.2	606.9	829.5	419.0	528.1	842.6	388.2	593.5	447.9	877.0	587.9	822.6	738.3	623.9	624.2	597.4
5.2	4.9	4.3	4.7	4.5	3.9	4.4	4.3	3.6	4.3	4.0	4.6	2.3	4.4	5.4	5.0	4.8	4.8
2:30:41	2:36:20	2:27:50	2:09:58	2:45:51	1:47:39	1:59:15	3:24:16	1:47:48	2:16:40	1:54:12	3:34:21*	1:13:22	3:31:00	2:16:10	3:15:52	2:09:54	2:03:25

OFF	OFF					Game12		Game13	OFF			Game14			Game15	
1/15/16	1/16/16	1/17/16	1/18/16	1/19/16	1/20/16	1/21/16	1/22/16	1/23/16	1/24/16	1/25/16	1/26/16	1/27/16	1/28/16	1/29/16	1/30/16	Player Avg
		654.0	654.0	585.0	454.0	369.0	363.0	269.0		654.0	483.0	916.0	378.0	486.0	463.0	500.4
		773.0	808.0	738.0	581.0	1137.0	458.0	1256.0		823.0	599.0	1721.0	489.0	667.0	1001.0	851.3
		629.0	580.0	522.0	349.0	889.0	67.0	n/a		497.0	356.0	329.0	307.0	406.0	1000.0	580.4
		599.0	520.0	436.0	358.0	618.0	306.0	861.0		546.0	382.0	1147.0	309.0	397.0	736.0	554.0
		762.0	747.0	673.0	511.0	1036.0	424.0	932.0		697.0	518.0	1489.0	426.0	589.0	539.0	742.9
		677.0	670.0	616.0	469.0	508.0	350.0	862.0		634.0	483.0	1067.0	387.0	506.0	1018.0	642.3
		520.0	489.0	412.0	311.0	289.0	283.0	266.0		432.0	337.0	784.0	275.0	359.0	330.0	400.8
		480.0	522.0	453.0	349.0	691.0	281.0	378.0		524.0	342.0	990.0	256.0	395.0	509.0	464.5
		499.0	466.0	389.0	308.0	581.0	288.0	655.0		465.0	327.0	1004.0	305.0	338.0	476.0	458.7
		577.0	547.0	482.0	371.0	390.0	306.0	283.0		584.0	378.0	1015.0	334.0	448.0	354.0	464.5
		617.0	600.3	530.6	406.1	650.8	312.6	640.2		585.6	420.5	1046.2	346.6	459.1	642.6	
		5.1	4.9	4.8	4.5	4.4	3.9	5.5		4.4	4.2	3.3	3.9	4.1		
		2:00:51	2:03:31	1:51:35	1:29:38	3:38:00	1:20:17	3:04:00		2:13:01	1:40:14	4:03:04	1:29:54	1:53:06	2:02:44	

			Game19		Game20	OFF				Game21		Game22	OFF			
2/15/16	2/16/16	2/17/16	2/18/16	2/19/16	2/20/16	2/21/16	2/22/16	2/23/16	2/24/16	2/25/16	2/26/16	2/27/16	2/28/16	2/29/16		Player Avg
745.0	678.0	447.0	644.0	354.0	662.0		629.0	654.0	499.0	612.0	363.0	525.0		696.0		574.3
927.0	802.0	725.0	1551.0	390.0	1026.0		729.0	844.0	608.0	1113.0	533.0	919.0		824.0		873.3
691.0	633.0	504.0	988.0	264.0	1236.0		500.0	601.0	391.0	693.0	299.0	933.0		544.0		645.9
717.0	625.0	621.0	1357.0	330.0	957.0		552.0	680.0	539.0	810.0	375.0	834.0		592.0		600.1
696.0	659.0	552.0	974.0	43.0	1154.0		584.0	682.0	476.0	944.0	355.0	894.0		n/a		670.5
782.0	662.0	536.0	916.0	400.0	1100.0		592.0	602.0	459.0	804.0	349.0	576.0		578.0		637.6
562.0	537.0	484.0	522.0	171.0	620.0		466.0	475.0	383.0	436.0	450.0	417.0		450.0		436.8
OFF	OFF	159.0	402.0	311.0	291.0		OFF	5.0	365.0	343.0	231.0	191.0				385.1
498.0	478.0	461.0	819.0	351.0	725.0		442.0	531.0	418.0	600.0	290.0	587.0		458.0		512.6
538.0	498.0	478.0	819.0	491.0	649.0		280.0	290.0	380.0	538.0	271.0	525.0		241.0		450.9
684.0	619.1	496.7	899.2	310.5	842.0		530.4	536.4	451.8	689.3	351.6	640.1		547.9		
5.5	5.2	4.1	6.8	2.4	6.4		4.5	5.4	4.3	5.7	3.8	6.4		3.8		
1:55:04	1:43:41	1:55:41	2:24:55	2:05:20	2:46:20		1:38:40	1:44:58	1:39:31	1:49:00	1:24:24	1:50:31		2:06:41		

! 練習量を増やしたこのシーズン、勝率が64.8%（前年）→50.0%に

スタンフォード・バスケットボールチームのローディング（負荷）調査（一部公開）

2015-16 男子バスケットボール：プレーヤー＆チームローディング

試合の有無（OFFは休み）							Game 1							
日付	11/10	11/11	11/12	11/14	11/17	11/18	11/19	11/20	11/21	11/30	12/1	12/2	12/4	12/5
選手 A	757.0	546.0	496.0	252.0	590.0	576.0	n/a	558.0	527.0	454.0	617.0	550.0	719.0	723.0
選手 B	603.0	728.0	431.0	384.0	475.0	472.0		DNP	576.0	715.0	735.0	1004.0	967.0	850.0
選手 C	696.0	474.0	438.0	241.0	601.0	492.0	n/a	258.0	427.0	565.0	642.0	766.0	763.0	822.0
選手 D	610.0	430.0	430.0	255.0	605.0	493.0	n/a	479.0	450.0	545.0	616.0	762.0	815.0	809.0
選手 E	745.0	587.0	548.0	327.0	652.0	596.0	n/a	283.0	522.0	591.0	844.0	862.0	832.0	887.0
選手 F	757.0	543.0	543.0	333.0	672.0	580.0	n/a	506.0	527.0	559.0	676.0	663.0	698.0	805.0
選手 G	530.0	387.0	415.0	265.0	488.0	432.0	n/a	387.0	378.0	424.0	499.0	564.0	649.0	623.0
選手 H	587.0	413.0	381.0	241.0	572.0	397.0	n/a	403.0	365.0	468.0	616.0	604.0	663.0	734.0
選手 I	703.0	515.0	535.0	273.0	674.0	575.0	n/a	249.0	514.0	543.0	635.0	764.0	851.0	834.0
選手 J	387.0	131.0	368.0	302.0	355.0	421.0	n/a	278.0	431.0	477.0	461.0	684.0	781.0	728.0
選手 K	53.0	105.0	267.0	266.0	473.0	465.0	n/a	432.0	396.0	419.0	584.0	628.0	669.0	607.0
チームの個人平均負荷数値	584.4	441.7	441.1	285.4	559.7	499.9	236.4	383.3	464.8	523.6	629.5	713.7	764.3	765.6
チームの1分間あたりの負荷数値	5.5	5.2	4.7	3.4	4.8	4.2	3.4	3.9	3.9	5.0	5.1	5.4	5.2	4.0
練習時間	1:34:52	1:26:15	1:35:52	1:26:19	1:55:04	1:58:37	1:10:34	1:38:27	2:00:42	1:45:28	2:03:02	2:12:53	2:28:20	3:12:20

試合の有無（OFFは休み）	Game 7		Game 8			Game 9	OFF			Game10				Game11
日付	1/1/16	1/2/16	1/3/16	1/4/16	1/5/16	1/6/16	1/7/16	1/8/16	1/9/16	1/10/16	1/11/16	1/12/16	1/13/16	1/14/16
選手 A	685.0	355.0	678.0	170.0	449.0	878.0		779.0	411.0	627.0	64.0	663.0	378.0	330.0
選手 B	1441.0	488.0	1392.0	214.0	597.0	1971.0		952.0	541.0	1382.0	5.0	810.0	574.0	1305.0
選手 C	987.0	322.0	736.0	144.0	386.0	1537.0		640.0	341.0	1220.0	OFF	597.0	384.0	1112.0
選手 D	961.0	360.0	624.0	137.0	328.0	1220.0		581.0	340.0	1257.0	32.0	494.0	354.0	908.0
選手 E	1476.0	450.0	1177.0	121.0	485.0	1633.0		858.0	n/a	1046.0	OFF	728.0	502.0	n/a
選手 F	1050.0	401.0	845.0	171.0	438.0	1469.0		652.0	453.0	1026.0	OFF	610.0	461.0	n/a
選手 G	602.0	318.0	469.0	142.0	334.0	859.0		519.0	338.0	482.0	OFF	473.0	328.0	270.0
選手 H	590.0	306.0	805.0	118.0	358.0	834.0		607.0	361.0	770.0	6.0	459.0	355.0	n/a
選手 I														
選手 J	656.0	248.0	603.0	124.0	293.0	1032.0		542.0	292.0	708.0	OFF	443.0	278.0	345.0
選手 K	458.0	336.0	506.0	151.0	382.0	807.0		630.0	359.0	488.0	OFF	560.0	396.0	n/a
チームの個人平均負荷数値	890.6	358.4	783.5	149.2	405.0	1224.0		676.0	381.8	900.6	26.8	583.7	401.0	711.7
チームの1分間あたりの負荷数値	4.1	3.3	5.0	2.1	4.2	4.8		4.5	4.0	4.6	0.5	4.6	4.3	3.8
練習時間	4:03:43	1:48:28	3:08:19	1:09:00	1:35:50	4:15:14		2:29:45	1:39:51	4:10:15	1:23:10	2:08:08	1:32:40	3:37:11

試合の有無（OFFは休み）	OFF					Game16	OFF				Game17		Game18	OFF
日付	2/1/16	2/2/16	2/3/16	2/4/16	2/5/16	2/6/16	2/7/16	2/8/16	2/9/16	2/10/16	2/11/16	2/12/16	2/13/16	2/14/16
選手 A		525.0	687.0	693.0	523.0	571.0		707.0	789.0	552.0	332.0	322.0	166??	
選手 B		737.0	788.0	930.0	829.0	1327.0		931.0	888.0	753.0	1397.0	397.0	991.0	
選手 C		445.0	731.0	737.0	526.0	977.0		735.0	606.0	476.0	821.0	277.0	894.0	
選手 D		OUT	243.0	535.0	467.0	378.0		509.0	485.0	511.0	453.0	345.0	887.0	
選手 E		583.0	814.0	831.0	579.0	403.0		786.0	760.0	567.0	801.0	376.0	908.0	
選手 F		431.0	744.0	664.0	592.0	910.0		OFF	OFF	582.0	524.0	349.0	876.0	
選手 G		427.0	522.0	479.0	391.0	341.0		559.0	541.0	403.0	234.0	242.0	370.0	
選手 H		312.0	562.0	538.0	435.0	687.0		602.0	566.0	438.0	562.0	276.0	425.0	
選手 I														
選手 J		434.0	620.0	513.0	400.0	612.0		618.0	539.0	379.0	477.0	241.0	812.0	
選手 K		369.0	583.0	579.0	444.0	430.0		530.0	479.0	388.0	539.0	238.0	244.0	
チームの個人平均負荷数値		473.7	629.4	649.9	518.6	663.6		664.1	628.1	504.9	614.0	306.3	711.9	
チームの1分間あたりの負荷数値		5.8	5.7	5.3	4.4	4.8		5.3	5.1	4.5	4.1	3.5	6.5	
練習時間		1:21:27	1:49:41	2:03:51	1:43:51	2:02:12		1:59:22	1:48:35	1:45:12	2:34:32	1:32:41	2:06:12	

対戦成績は、スタンフォードが圧倒していたにもかかわらず)。

練習量を増やしたこのシーズンは、前年と打って変わって全体的に低調のまま終了。この負荷データによって、「練習しすぎるとパフォーマンスは下がる」実態が少しずつわかってきました。

「疲れ」は決して〝感覚的な問題〟ではない

前述した負荷の計測は、客観的なデータです。

そこで私たちは、選手個人の「疲れた」という実感、つまり主観的データも調べました。疲労の感覚を、「とてもハードな練習で、息もしづらいくらい疲れた」から「疲れているけれど動きには問題ない」「とても軽い練習で、疲れていない」などの10段階に分け、練習前と練習後に、選手一人一人にセルフチェックしてもらったのです。

この結果を、負荷の客観的データと照らし合わせて評価しました。

すると、「客観的データの負荷」が高い選手ほど「主観的な疲れの実感値」も上がる傾向にあり、練習が始まる前からすでに疲れていることがわかりました。また、**継続して疲れを感じている選手ほど、試合中のパフォーマンスも低かった**のです。

この調査から、疲労が確実にパフォーマンスに悪影響を与えること、そして**「疲れた」という感覚は決して錯覚などではなく、実際に体が発している悲鳴**だということがわかりました。

疲労は数値化するのが難しく、またＭＲＩなどの検査をしても姿を見せることはありません。

しかし、脳と体、そしてパフォーマンスを着実にむしばむ「見えない敵」であることは確かなのです。

ある日の練習で一番疲労の数値が高かった主力選手の負荷は「９３１」。彼は実感としてもとても疲れており、直後の試合でもいつもの調子をまったく発揮できていませんでした。

疲労が溜まると、パフォーマンスが落ちる。この説は、客観的データと主観的な

「疲れ」を照合した結果、「敗北」という形ではっきりと裏付けられたのです。

「脈拍が落ち着かない」水泳選手の困惑

疲れが溜まると、パフォーマンスが落ちるのは、バスケットボール選手だけではありません。

私が現在専属で見ている水泳チームの2年生の女子選手が、こう言ってきたことがあります。練習後、**「脈が速くなったまま落ち着かない」**と。

水泳はとてもハードな競技で、とくに自由形を専門とする彼女はほぼ毎日8000〜1万2000メートル近く泳ぐので、練習中の心拍数はかなり高くなります。

ただし、選手たちは若くて身体能力が高い。そのうえ日々鍛えていますから、通常ならプールから上がってしばらくすると脈拍も落ち着きます。

ところがこの選手は、「練習後に安静にしていても、どうにも脈が収まらない」と言うのです。彼女をケアしていると、たしかに筋肉は張っていて、姿勢も悪い。また、はっきりわかるほど、首から肩で浅く呼吸をしています。練習中のタイムも、あまりよくありませんでした。

いろいろと質問をすると、「テスト勉強で忙しくて、とても疲れている。あまり眠れていない」と言います。

「前にも同じことがあったの。すごく疲れていて、練習後も脈が速いまま収まらなくて。しかも次の日、腕が重くなっていて、水をうまくかけなかった」

「もうひとふんばり」が仇になる瞬間

疲れているかどうかを判断するために、私は選手の脈拍、血圧の通常値を測って「ベースライン」を把握するようにしています。**ベースラインと比較して脈が速かったり血圧が変動していたりすれば、「疲れのサイン」とみる**ようにしているのです。

とはいえ、疲れはとても主観的なもので、それだけでは正確に測れません。彼女も「自分に疲労が溜まっているかどうか、本当のところわからない」と言います。

しかし、もしも実際に疲れが溜まっていた場合、そのまま練習を続けると、「疲労感がある→パフォーマンスが落ちる→疲労が溜まる……」という「疲れのサイクル」から抜け出せなくなります。

彼女には「脈が落ち着かない」「腕が重い」という状態を疲労のサインとして受け止め、スポーツ医局でケアを受けるよう、アドバイスしました。

この水泳選手の場合は「脈拍がなかなか落ち着かない」でしたが、**疲れのサインはじつに人それぞれ**。息切れする人、頭痛がする人、体が硬くなる人、耳鳴りがする人もいますし、単純に「だるい」という人もいます。

疲れは、症状としてはっきりと出ない分、「軽視しやすい」というのがやっかいな感覚です。しかし、疲労を無視して努力しても、結果がついてくるとは限りません。いえ、「自分100%」の力を発揮できず、むしろ努力量に見合わない結果に終わることのほうが多いでしょう。

「疲れのサイン」を見抜く方法はこのあとお伝えしますが、**「疲労を決して甘く見ない」姿勢**が、疲れない体を作るためにまず重要になってきます。

「早いイニングで球速が落ちる」先発ピッチャーの苦悩

疲れはいろいろな形で選手を悩ませます。

野球部で将来メジャーリーグ入りが有力視されている、ある左投げの先発ピッチャーは「疲れ」についてこんなことを教えてくれました。

アメリカの野球の世界では、体への負担も考慮して、先発ピッチャーが一人で9回まで投げきることは、あまりありません。「6回まで100球前後投げて3失点以下」というクオリティ・スタートを目標にマウンドに立ちます。

彼が言うには、**「疲れが溜まってくると、まず股関節の動きが今一つになって体重移動がしっくりこなくなる。そのうえ、上半身がうまく回転しないので腕も振れず、早いイニングでボールに勢いがなくなるんだ。そして、3イニングを超えたあたりで球速が明らかに落ちてくる」**とのこと。

逆に疲れを感じないと、「重心がぶれることなく腕を振ることができ、確実に100球前後まで投げられる」と言います。

メジャーリーグ入りが有力視されているくらいの優れた選手は経験豊富で、「どれくらいで投げれば体力を温存しながら投げられるのか」という自分のペースをしっかり把握しています。
しかし、そのプランが一気に崩れてしまうくらい、「疲労」はパフォーマンスに大打撃を与える難敵なのです。

「疲れた体」判定が下る4条件チェック

「自分の疲労」を客観視する4バロメーター

もちろん、「疲れた」という実感は大切にしてほしいのですが、予防や解消のポイントをつかむためにも、ある程度は自分でも「客観的に」疲れているかどうか、正しく判断できる基準を手に入れたいところです。

そこで、次の4つの条件に当てはまるかどうかを、チェックしてみましょう。
一つでも当てはまったら、「疲れた体」判定が自分に下ったと思ってください。

①「脈」がいつもと違う

水泳チームに限らず、スタンフォードの選手たちは、「安静時、練習前、練習後」の脈拍を定期的に測り、ベースラインと比較しています。

たとえば水泳選手はゆっくりとした脈で、安静時のベースラインは1分間に50～60台。アスリートでない一般の人の脈拍は、**70～80程度**でしょう。

脈拍は簡単に測れるので、本気で「疲れない体」を手に入れたいのなら、**安静時の自分の脈拍のベースライン**を知っておきましょう。

まずは疲労感がないときに、自分の脈拍を測ります。手首の内側に、反対の手の「人差し指、中指」の2本を当てて、脈が強く感じられる場所を探します。スマホなどのタイマーで15秒間測り、何回脈を打っているか数えましょう。それを4倍にした「1分あたりの脈拍数」が、あなたの「脈拍のベースライン」です。

運動後、脈が速くなるのは自然なことですが、運動をやめてもなかなか落ち着かなかったり、安静時もベースラインより脈が速かったり、また反対に遅かったりしてベースラインと大きく異なるときは、「疲れている」「疲れやすい体になっている」と判断できます。

②「いろいろな時間」に寝ている

睡眠時間が短い、あるいは**朝起きてもすっきりしない**……これは明らかな「疲れのサイン」です。寝不足は脳震盪と似た状態を招くのですから、即座に脳と体は悲鳴を上げていると判定できます。

また平日・休日を問わず、**寝る時間が不規則だったり、起きる時間がまちまちだったりすれば、副交感神経の働きが悪くなります**。

副交感神経は、寝ている間の「脳と体の疲れのメンテナンス」を担う、休息には欠かせない神経。よって睡眠が不規則だと、疲れが取れていなかったり、疲れが蓄積していたりする可能性は非常に高いでしょう。

オリンピックで活躍するレベルの選手に共通するのは、**「休日も、練習日と同じ時間に寝て、同じ時間に起きるよう努める」**習慣です。

彼らは、これからお伝えする「疲れの予防」と「回復」のメソッドをしっかり行っていますが、同時に**「睡眠の乱れというのは、どんな優れたメソッドも台無しにしてしまうほど恐ろしいものだ」**と経験として知っています。

いずれにせよ、「寝ていない」というのは、あなたと「疲れ」が切っても切れない関係にあるという〝回復不足〟の状態でもあるのです。

③「腰」が痛い

アメリカであろうと日本であろうと、今は世界的な「ストレスフル（緊張）社会」。**筋肉もそれにつられるかのように、つねに緊張状態で「硬く、縮こまっている」人**は、ことのほかたくさんいます。

反り腰の人は、腰の筋肉がぎゅっと収縮しています。お腹が出ているから腰が反るという人もいますが、肩が前に出て背中は丸くなり（いわゆる猫背）、それが原因で腰が反っているケースもたくさんあります。

なぜなら、**脳はつねに体のバランスを取ろうとするので、肩が前に偏ると、腰を反らせて辻褄《つじつま》を合わせるよう、中枢神経が指令を出す**から。しかし、前にずれた肩と反った腰で辻褄が合うのは上半身だけで、全身のバランスは崩れてしまいます。

結局、無理な姿勢を長期間続けることになるので、体には確実にダメージが蓄積していきます。反り腰、猫背気味の人は、「疲れた体」の持ち主かもしれないことを自覚しましょう。また、**ハイヒールは反り腰の誘因となる**ので、そうしたファッションが好きな人は注意が必要です。

腰は「体の要《かなめ》」というだけあって、肩だけでなく、あらゆる部位の無理をカバーしようとします。「腰が張る、痛む」というときは、腰そのものが疲れているのではなく、**体の複数の部位にダメージが溜まっているケースが多い**ことを知っておきましょう。

「疲れてないけど腰痛」という人は非常に少ないはず。「腰痛は疲れのサイン」といってもいいと思います。

④「呼吸する場所」を間違えている

胸だけで浅い呼吸をしている人は、２つの点から疲れやすくなります。

第一に、**酸素不足による疲れ**。

胸呼吸だと効率的に酸素を取り入れられず、脳や体（筋肉や細胞）に酸素が行き渡らない可能性があります。そうなると、脳や筋肉はうまく働かず、「頭がぼーっとする」「こりが取りづらい」といった事態を招きやすくなります。

第二に、**「姿勢の歪み」による疲れ**。

いつも胸だけで呼吸をしている人は、胴の深部にある「体を支える筋肉（体幹の筋肉）」を使えていません。

正しい姿勢を作るには、体の中心（体幹と脊柱）をしっかり安定させることが不可欠。しかし、胸だけで呼吸してお腹を十分に膨らませることができなければ、体幹と脊柱は支えられず安定しません。

胸で呼吸している「体の中心」が安定しない状態とは、たとえるなら「柱がぐらぐらしている家」。そこにいくら壁や屋根をのせても倒れてしまいます。

人の体も「柱」が定まっていなければ、手も、足も、腰も、首も、いくら鍛えたところで正しい動きができません。体の中心のバランスが崩れると、ドミノ倒しのように体全体のバランスが崩れ、中枢神経からの指令伝達もうまくいかなくなり、疲労やケガにつながる無理な動きをしてしまいます。

すると、体にはダメージが積み重なることに……。**これこそまさに、「疲れやすい体」が作られ定着していく「負の連鎖」**です。

逆にいえば、**「疲れない体」のポイントは呼吸にある**ということです。

胸呼吸が適切でないのであれば何がベストか――じつはそれこそ、これからお伝えする**「疲れない体」作りの土台となるメソッド、「IAP呼吸法」**です。

この呼吸法に切り替えることで、**体の中の圧力が高くなり、その圧力に支えられる形で体の中心（体幹と脊柱）は安定**します。そうすると、中枢神経の通りが整い、無駄な動きや筋肉の負担が減って疲れにくくなる、という仕組みです。

「IAP呼吸法」については1章で詳しく説明しますが、まずは、自分が胸で浅い呼吸をしていないかどうかをチェックしておきましょう。

「呼吸する場所」が正しい人、間違っている人

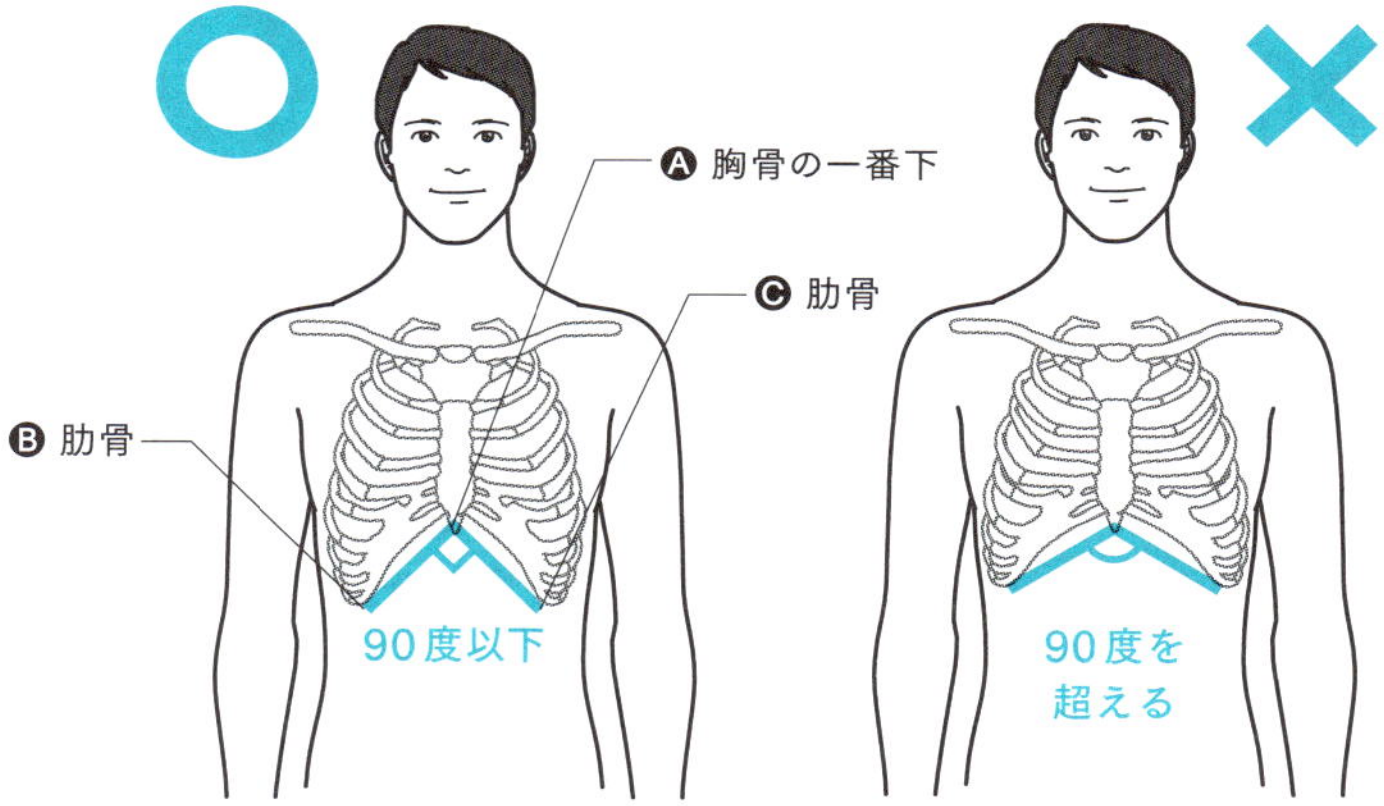

線ABと線ACの角度が90度を超えるようなら「胸呼吸」の疑いが

自分の呼吸というのは、案外わかりにくいもの。そこでまず、胸の真ん中にある胸骨の一番下の位置を確かめます。次に、右の肋骨《ろっこつ》のラインと、胸骨の一番下の位置を結びます。左の肋骨についても、同じようにします。

この3つの位置を結んでできた角度が90度を超える人は、胸呼吸をしていて、疲れやすい下地ができているかもしれません。本書のメソッドで「疲れにくい体」に舵《かじ》を切っていきましょう（この開いてしまった角度も、IAP呼吸法を実践すると理想的な90度以下に正すことができます）。

自分を変える「疲労ゼロ」プログラム

金メダリストを破った選手が語る「疲労ゼロ」効果

これからお伝えする「IAP呼吸法」を実際に選手のケアに取り入れてから、**「疲れにくくなった」「疲れても、その感覚が続かなくなった」**といった声が多数上がっています。「前よりも体の反応がよくなって、成績が上がった!」との声も。

スタンフォード女子水泳チームのエラ・イースティン選手も、IAP呼吸法によって「抗疲労」と「ハイパフォーマンス」を実現した一人。

彼女は、2018年全米大学水泳選手権の400ヤード個人メドレーであの五輪金メダリストのレデッキー選手を破り、そのほか出場した4種目を含めて5冠に輝くなどして(うち2つはアメリカ新記録)、年間最優秀選手に選ばれた、女子水泳界のニュースター。

彼女ほど、疲労とケガの予防に時間を費やし、努力した選手はいません。

ＩＡＰ呼吸法による疲労予防の効果を、彼女はこう語ってくれました。

「**ＩＡＰ呼吸法をすると、体の中心が安定する感覚があって、体が水面に対して平行になる**感覚を覚えます。スイマーによくある『反り腰』にならないので、腰の調子がシーズンを通してよかった。それが、この成績につながったと感じています」

「予防医学」方式で疲労に手を打つ

積極的な「疲労予防」のアプローチが、世界女王をも破る驚異的なパフォーマンスを生み出した――私はそう思います。

イースティン選手が取ったのは、「ダメージが溜まりにくい体にして、最初から疲れないように予防しておく」というアプローチです。

風邪をひいてから薬を飲むよりも、うがいで風邪をひかないようにする。
虫歯になって治療するよりも、歯磨きをして虫歯にならないようにする。
病気になって手術をするより、食習慣を改めて病気にならないようにする。

私たちが当たり前のようにやっている病気や虫歯の予防を、疲労についても行う。つねに疲労がつきまとう今は、そんな時代ではないでしょうか。

では、疲労を予防し、「疲れない体」を作るために、具体的には何をすればよいのか——その答えこそ、スタンフォードで選手たちが実践している、世界最新の疲労とケガを防止する理論「ＩＡＰ」に詰まっているというわけです。

なかでも鍵を握るのは、**「横隔膜」と「体内の圧力」**。「ＩＡＰ」の理論を回復プログラムに取り入れたことで、アスリートに付き物だった「ケガ」は減り、とくに**水泳チームの腰痛は１年間で「７件↓１件」**と、目に見えて減少しました。

「ＩＡＰとはいったい何か？」「どのように日常生活に取り入れて、疲れない体を作っていくのか？」、いよいよその理論と実践法をみていきましょう。

1章

世界最新の疲労予防「IAP」メソッド

――「体内圧力」を高めてダメージを完璧にブロックする

スタンフォードスポーツ医局が取り組む「疲労対策」

競技の壁を越えた回復理論「IAP」

スタンフォードのトレーニンググルームには、バイクやバーベルといったトレーニング器具のほか、宇宙飛行士の訓練のために開発された重力コントロール装置、筋肉を冷やしながらエクササイズできるNASAの研究所オリジナルの特殊マシンなど、多種多様な設備があります。また、ストレッチやクールダウンを行うスペースはとても広く、大学スポーツとは思えないほど充実しています。

その奥にあるのが、アスレチックトレーナーが働くメンテナンスルーム。常時23名のスタッフが勤務しており、選手たちの治療やリハビリを行う24台のベッド、治癒用の冷水バスタブと温水バスタブなどが完備された「回復のための空間」です。

そこで行うメンテナンスは、多岐にわたります。

「ちょっと腰が張っている」選手と「試合中に激しく転倒して負傷した」選手ではアプローチが異なりますし、「試合前にちょっと気になる肩の動きをチェックしてほしい」というレベルの要望もあります。

水泳選手とアメフト選手では使う筋肉も、疲れ方も違い、また男女差もあります。

そこで私たちはマッサージ、ストレッチ、鍼灸、電熱療法など様々なアプローチを試みるのですが、**共通して用いるのが、本書の一番のトピックスでもある「IAP呼吸法」**です。

ちょっと疲れているという選手も、ケガでリハビリ中の選手も、慢性的な痛みがある選手も、必ずIAP呼吸法を行いながらメンテナンスします。

ただし、ケガの治療法として「IAP呼吸法」が万能というわけではありません。

こりをほぐして疲れを取る場合も、ケガで縮んだ筋肉をゆっくり伸ばすときにも、メンテナンスと「IAP呼吸法」を併用すると効果が増大するということです。

お腹を「へこませず」に息を吐く

「IAP」とはIntra Abdominal Pressureの略で、日本語に訳すと**「腹腔《ふくくう》内圧（腹圧）」**。

人間のお腹の中には「腹腔」と呼ばれる、胃や肝臓などの内臓を収める空間があり、この腹腔内の圧力が「IAP」です。「IAPが高い（上昇する）」という場合は、肺に空気がたくさん入って腹腔の上にある横隔膜が下がり、それに押される形で腹腔が圧縮され、腹腔内の圧力が高まって外向きに力がかかっている状態を指します。

IAP呼吸法とは、**息を吸うときも吐くときも、お腹の中の圧力を高めてお腹周りを固くする呼吸法**で、**お腹周りを固くしたまま息を吐ききる**のが特徴です。

私はわかりやすく、**「腹圧呼吸」**とも呼んでいます。

人体の構造上、「お腹を膨らませる」と疲れにくい

私がよく「腹圧呼吸」と紹介すると、しばしば「腹式呼吸」と間違われます。

1字しか違わないものの、両者は大きく異なる呼吸法で、息を吐き出すときに「お腹をへこませる」か「へこませないか」という点が大きな違いです。

腹式呼吸の場合、「息を吐くと同時にお腹をへこませる（IAPを弱める）」のです

お腹を膨らませると、体内に「圧力」が生じる

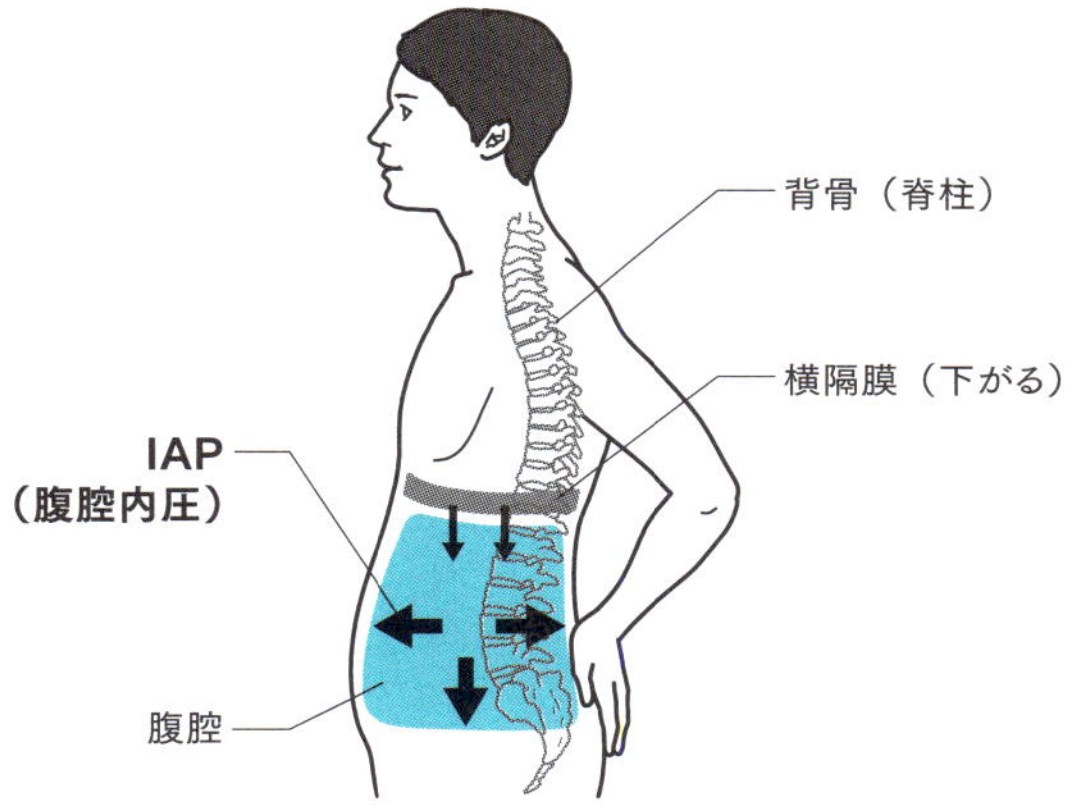

IAPが高まると、「体幹（頭部と手足を除いた胴部分）」と「脊柱」という“体の中心”が圧力で支えられ、安定する

が、**腹圧呼吸では反対にお腹をへこませずに、息を吐くときも圧をお腹の外にかけるように意識して（＝高IAPを維持）、お腹周りを「固く」します。**

腹腔の圧力が高まることで体の軸、すなわち体幹と脊柱という「体の中心」が支えられて安定し、無理のない姿勢を保つことができるのです。

そうして体の中心を正しい状態でキープすることで、中枢神経の指令の通りがよくなって体の各部と脳神経がうまく連携し、余分な負荷が減るという理論です。

「お腹をへこませる」腹式呼吸については、90年代にトレーナーが推奨していたようですが、私自身の約20年のキャリアの中では取り入れたことはなく、スタンフォードにいる16年間、我々の組織の中でも推奨されていません。

ケガを予防し、疲労を含めたあらゆるダメージに強い体を作る――それを実現するうえで効果があった方法は「息を吐くときも、お腹を膨らませたままの『IAP呼吸法』」でした。

本書では、スポーツ医局で実際に試して効果があった方法をお伝えするという意図で、「IAP呼吸法」のみに言及します。

高IAPで体が「無駄なエネルギー」を使わなくなる

「IAP呼吸法」を実践すると、次のような効果が期待できます。

- 腹圧が高まることで、体の中心（体幹と脊柱）がしっかり安定する
- 体幹と脊柱が安定すると、正しい姿勢になる
- 正しい姿勢になると、中枢神経と体の連携がスムーズになる

- 中枢神経と体の連携がスムーズになると、体が「ベストポジション」（体の各パーツが本来あるべきところにきちんとある状態）になる
- 体が「ベストポジション」になると、無理な動きがなくなる
- 無理な動きがなくなると、体のパフォーマンス・レベルが上がり、疲れやケガも防げる

私たちは、このような好循環を生み出すプロセスを実践しているというわけです。

このあと紹介するＩＡＰ呼吸法をくり返せば、体の中心が安定した正しい姿勢を、脳にしっかり覚えこませることができます。

仮に、疲れて体のベストポジションが崩れても、ＩＡＰ呼吸法をすれば再び体の中心がしっかり定まるので、体はまた正しい姿勢の「ベストポジション」に戻りやすくなります。

このように、**体のバランスは、疲れと大いに関係する要素。**

逆にいうと、体が歪んで姿勢が悪くなり、それが定着してしまうと「肩をかばって

腰の筋肉を使う」という具合に、ちょっとした動きにも、つねに余計な負荷がかかるようになります。これが慢性化すると、限られたエネルギーを無駄に消耗する「疲れやすい体」のできあがり、というわけです。

「肺の下の筋肉」を動かす

「IAP呼吸法を実践し、姿勢を整えると、体が正しく動いて、疲れにくくなる」じつにシンプルな話です。

ところが、このシンプルなことが非常に難しいのが悩ましいポイント。

一流のアスリートや音楽家は自然と腹圧呼吸ができていますが、忙しい人やストレスが多い人は、自覚がなくても胸だけで浅い呼吸をすることが癖になっています。

「だったらその腹圧呼吸とやらに変えればいい」と思うかもしれませんが、「お腹で呼吸をしてください」と言っても、パッと変えられない人がほとんどだと思います。

じつは腹圧呼吸を自然にするのは大変難しく、最初はトレーニングが必要です。

そのトレーニングこそが、IAP呼吸法という位置づけです。

IAPを高めるキーマッスル「横隔膜」の所在地

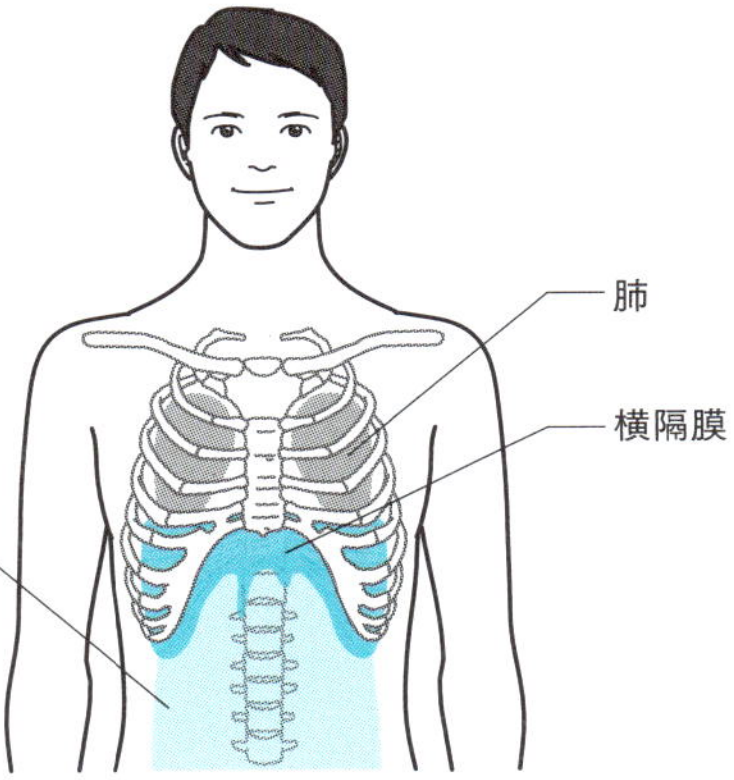

肋骨に囲まれ、上部に肺、
下部に腹腔（肝臓や胃腸など、内臓を格納する空間）がある

本書では、「腹圧＝ＩＡＰ」、「腹圧を高める呼吸＝腹圧呼吸」、「腹圧呼吸をマスターするためのトレーニング＝ＩＡＰ呼吸法」と定義します。

姿勢が大切といっても、私たちの体は筋肉の使い方の癖や骨格の違い、そして生活習慣でたいてい歪んでいます。正しい姿勢がどんなものか、わからなくなっているほどです。

そこで、腹圧呼吸をモノにするためにもＩＡＰ呼吸法をしていきましょう。

「腹圧が高い」状態を自然に作れる

ようになれば、姿勢も整っていきます。

「呼吸をトレーニングする」というのはピンとこないかもしれませんが、呼吸は無意識に行っているだけに、「いつものやり方」が癖になっています。

意図的に変えなければ、いつまでたっても浅い胸呼吸のまま。胸呼吸を続けていたら、姿勢は歪んだまま。そして、**歪んだ姿勢で呼吸を続けていれば、体は疲れやすいまま**なのです。

IAP呼吸法をマスターするためにも、まずは**横隔膜**に目を向けましょう。

横隔膜は呼吸に関係する筋肉で、75ページのように肋骨に囲まれています。

この横隔膜こそが「IAP呼吸法」のポイントで、疲労予防の鍵になります。

「横隔膜の可動力」がきわめて重要

胸だけの浅い呼吸をしていると、肺の下にある横隔膜をあまり動かせないので、本来上がったり下がったりする横隔膜の動きが悪くなります。

横隔膜を下げて、本来の「動く横隔膜」を取り戻そう

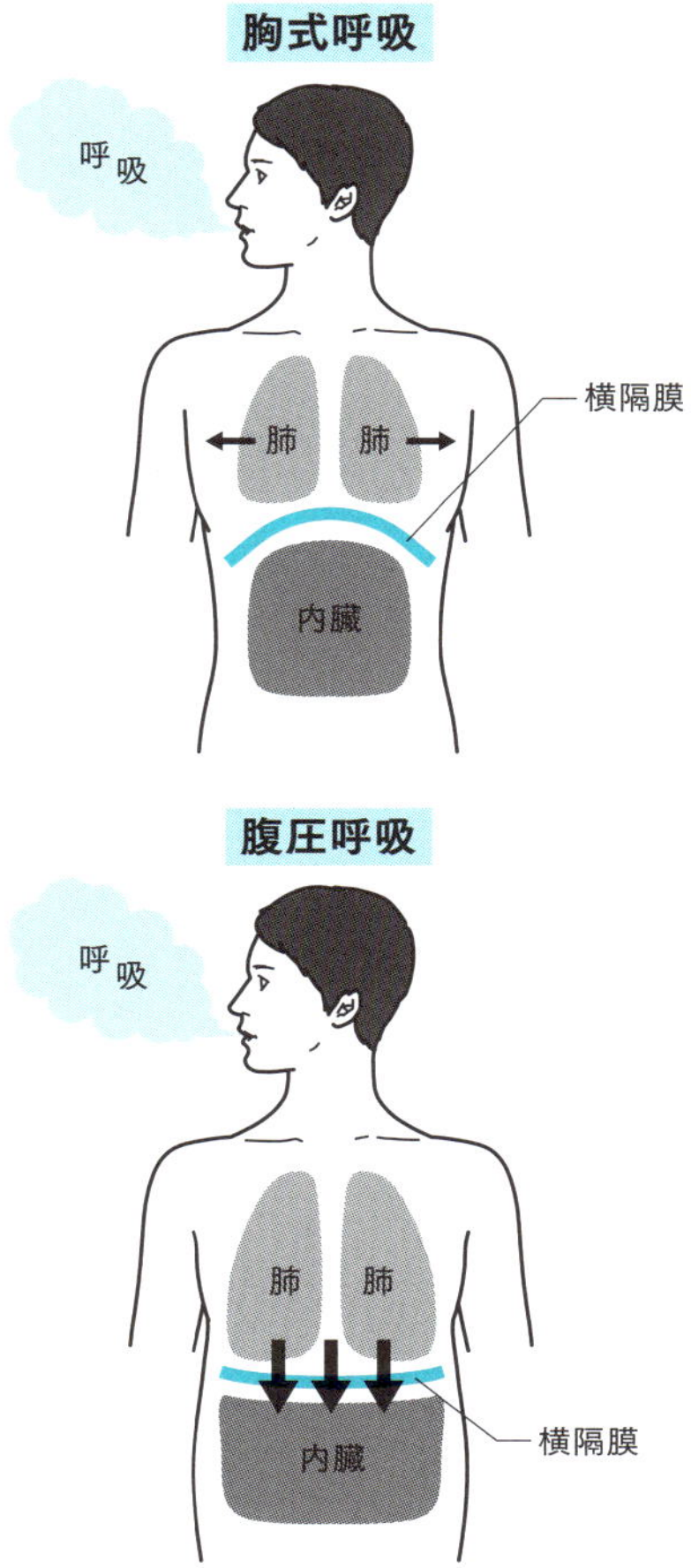

横隔膜を下げたまま息を吐くには、
「お腹は膨らませたまま」「肩を上げない」のがコツ

すると、ますますお腹に圧力はかかりにくくなり、体はどんどん縮こまり、姿勢が悪くなり、中枢神経の信号も体の各部に届きにくくなって、疲れやすい体に一層近づいていくことに。

反対に、横隔膜をしっかり下げて息を吸えば、腹腔が上からプレスされる形になり、外側に圧力がかかります。

横隔膜を下げながら息を目一杯吸い、お腹をパンパンに膨らませたまま（その圧を保ったまま）息を吐くのが、自然に腹圧がかかった「腹圧呼吸」です。

横隔膜を下げて腹腔内に圧力が生じた結果、お腹は外側へと膨らみ、体幹周りの筋肉が360度ぐるりと伸びます。これが、お腹が大きく固くなる仕組みです。

また、「お腹の内側から圧力」がかかると、それを押し返そうとして「お腹の外側からの筋力」も働きます。この**ダブルの力で、体の中心（体幹と脊柱）がしっかりと安定し、姿勢が整う**、というわけです。

これこそがＩＡＰを高めることによる「体の中心・基礎固め」効果。

「横隔膜を意識的に下げる」「お腹を膨らませたまま、息を吐く」のは難しいと思うかもしれませんが、次の順序を踏んで練習すればその感覚がつかめるはずです。

実践！ボディ・バランスを整える「ＩＡＰ呼吸法」

では、実際に横隔膜を下げて、お腹を膨らませたまま息を吐ききる「ＩＡＰ呼吸法」をやってみましょう。

お腹を膨らませたまま息を吐く感覚をつかむためにも、座って練習しましょう。

取り組む前に

- 筋肉に力を入れずに、できるだけリラックスして行いましょう。
- 決して無理をせず、体調が途中ですぐれなくなったりしたときは中断。コンディションが戻ってから再開しましょう。
- 疲労を防止するためにも、「1日最低1回」は取り組みましょう。

3

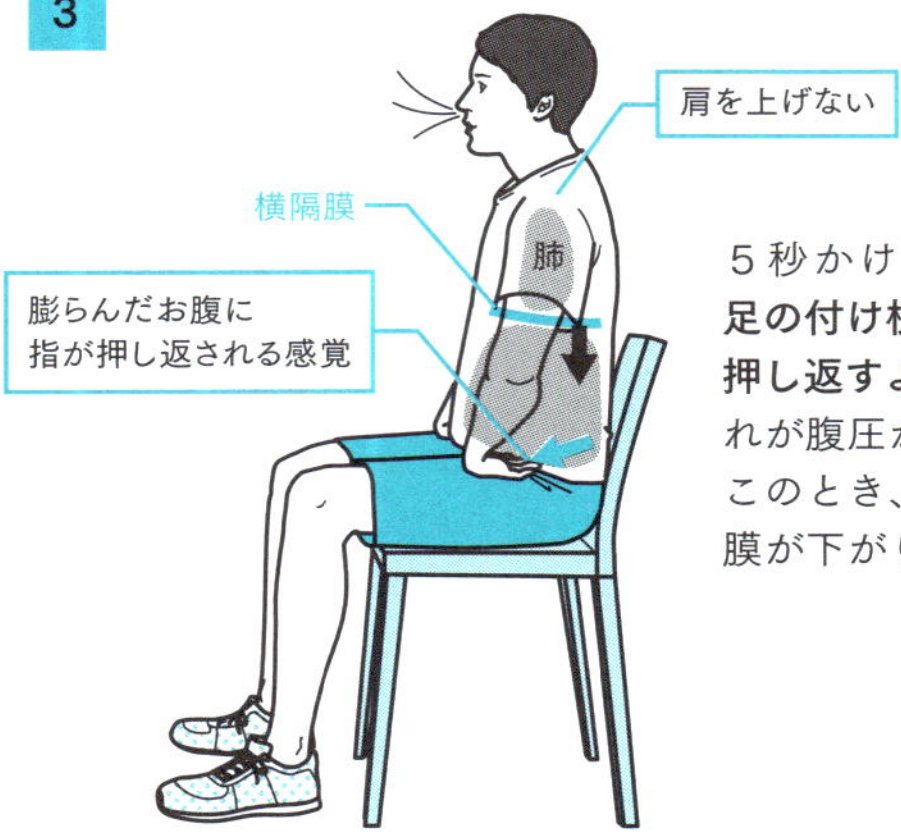

5秒かけて鼻から目一杯息を吸い、**足の付け根に差し込んだ指を、徐々に押し返すようにお腹を膨らませる。**これが腹圧が高まっている状態。
このとき、**肩を上げない**ように。横隔膜が下がりやすくなる。

4

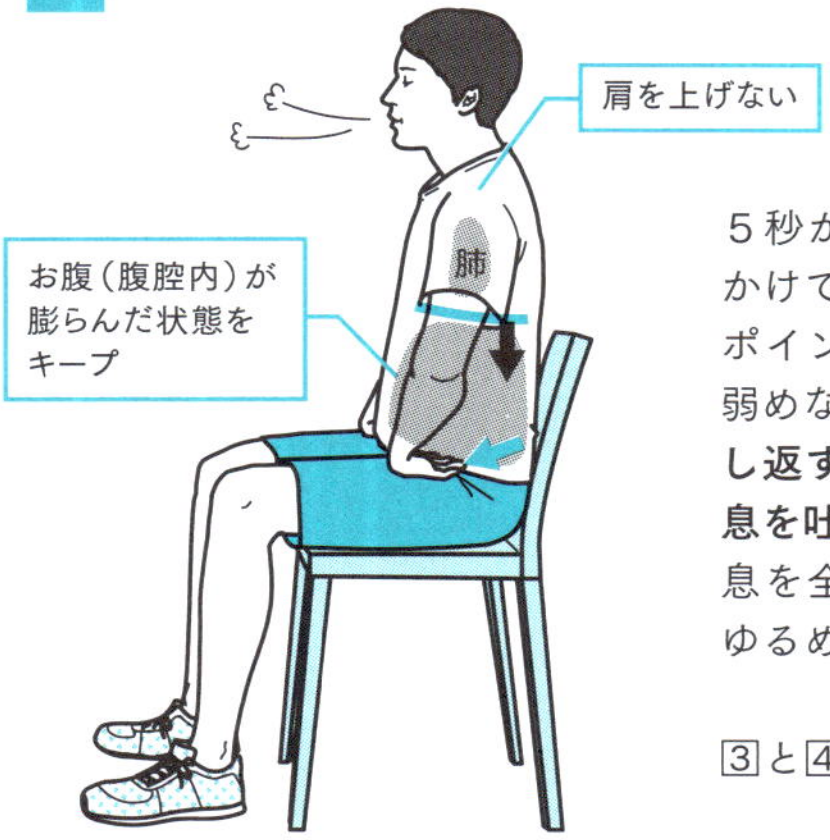

5秒かけて吸った空気を、5〜7秒かけてゆっくりと口から吐く。
ポイントは、息を吐くときに腹圧を弱めないこと。**膨らんだお腹が指を押し返す感覚をできるだけ保ったまま、息を吐く。**
息を全部吐ききったら、お腹を一度ゆるめて3に戻る。

3と4を、合計5回くり返したら終了。

3と4を
5回くり返す

実践！IAP呼吸法——お腹を膨らませたまま呼吸しよう

1

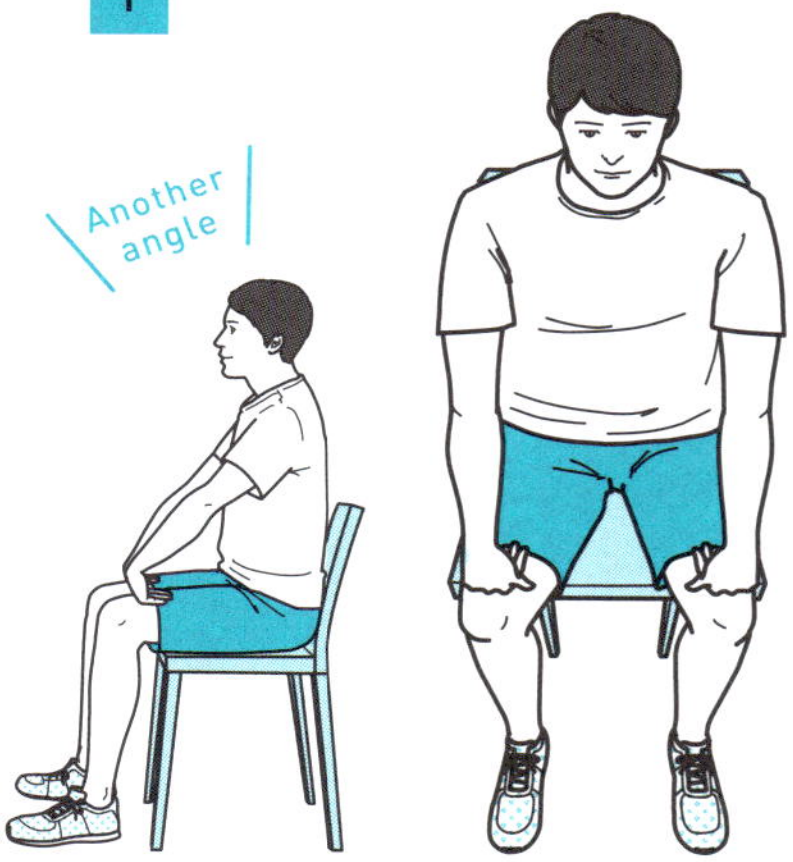

耳と肩のラインをまっすぐにしてゆったり座る。
お腹と太ももは90度。ひざ裏（太ももの裏側とふくらはぎ）も90度に。
手の平を上向きにして、指先（人差し指、中指、薬指の先）をお腹に向けて両手をひざの上に置く。

2

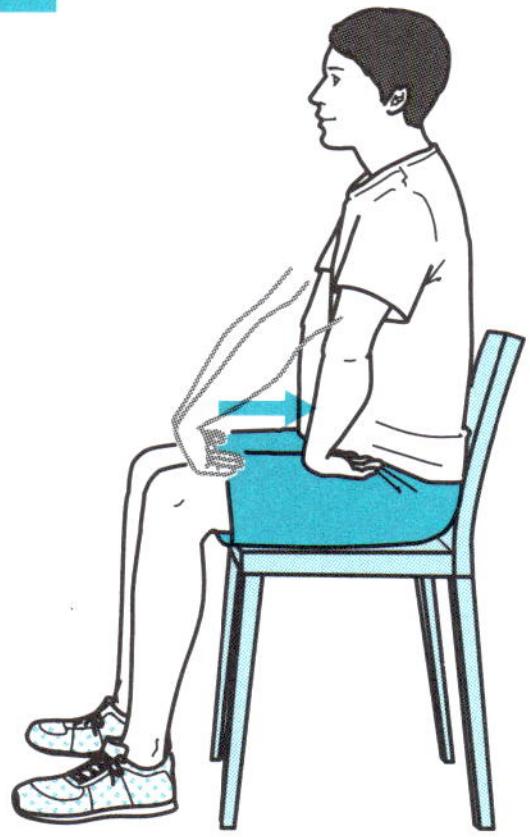

両手をゆっくりスライドさせ、足の付け根（鼠蹊《そけい》部）に指先を軽く差し込む。

所要時間は1分程度ですから、忙しい人でも朝晩行いやすいでしょう。

「腹圧を高めてお腹を膨らませたまま、息を吐く」感覚をつかむためにも、最初は指先を足の付け根に差し込んで練習してください。

慣れてきたら、今度は手を使わずに行い、立ってできるようになったら普段の日常生活でも「IAP呼吸法」を実践して、できるだけ腹圧を高めて呼吸するようにシフトしていきましょう。

1日3万回、疲れることをするか、疲れないことをするか

IAP呼吸法はシンプルでありながら、疲れの予防と解消が期待できる強力なメソッドです。なぜなら、「呼吸」というのは体の働きの中で、〝数〟的にも〝内容〟的にも非常に大きな要素を占めているから。

人は平均で、**1分間に12～20回呼吸をしています**。

1分間に12回呼吸する人なら、1日1万7280回。
1分間に20回呼吸する人なら、1日2万8800回。

無意識に行っているものの、相当な回数です。

「人の体は食べたもので作られる」といわれますし、疲れない体を作るためにも食事は重要ですが、人間は数日食べなくてもしばらくは生きていられます。

睡眠も、覚醒している時間と同様に重要なものですし、寝不足は疲労を招くうえに脳震盪と似た状態を引き起こす危険なものですが、1日徹夜をしても、命を落とすことはほぼありません。

しかし私たちは、**呼吸をしないと間違いなく5分程度で死んでしまう**のです。

逆にいうと、生命に不可欠なのに無意識にしがちな呼吸を、意識的にIAP呼吸法を実践して腹圧呼吸にシフトすることで、体は劇的に変わるチャンスがあります。

息を吸うときも吐くときも、とにかくお腹を固く膨らませる――IAP呼吸法をマスターするためにも、「お腹を膨らます」ことを意識する機会を増やしてほしいと思います。

「体のコントロール」を正して疲労をブロックする

「もっと効率よく」体を使う

私たちがＩＡＰ呼吸法をスポーツ医局で用いるようになったのは、ちょっとした発想の転換からでした。

疲れとは本来、眠っている間に解消するものです。それでも取れない疲労に関しては、アスレチックトレーナーのような専門家がケアするのが通例でした。

つまり疲れとは、私たちアスレチックトレーナーが「対処するもの」だったのです。

しかし、もしも疲れを選手個々人が「コントロール」して「予防」できるとしたら？「疲労が溜まるのは仕方がない」と受け身の姿勢を取りつづけるのではなく、もしも活動中に疲労をブロックする方法があるとしたら？

そうすれば私たちアスレチックトレーナーは、対症療法である「ダメージを解消するメンテナンス」だけでなく、より積極的な「パフォーマンスを上げるコンディショニング」に時間を割くことができます。

また、あらかじめ疲労をブロックできれば、選手たちが何より避けたい「ケガの予防にもなる」と思いました。

一方で、1990年代の終わりごろから、スポーツ医学の世界では**「ファンクショナル・トレーニング」**が注目されはじめました。ファンクショナル・トレーニングとは、「参加競技における、自分の体にフィットしたもっとも効率のいいトレーニング」です。

「これがヒントになる」と私たちは思いました。

選手個人の体にフィットして効率がよく、無駄な動きが省略されたファンクショナル・トレーニングをすれば、疲れはある程度コントロールできるし、活動中に多少なりともダメージをブロックできる。結果として、活動している間に溜まる疲れを縮小できるはずです。

競技ごとに自分に合った練習をするのが、ファンクショナル・トレーニング。

では、競技の枠を超えて**どんな人にも共通する「最適で効率のいい体の使い方」**はないだろうか？

そんなことを考えているときに出会ったのが、「ＩＡＰ」でした。

"1万2000メートル"泳いでも疲れにくくなった

ＩＡＰは、チェコの理学療法士、パベル・コラー博士が提唱する「ＤＮＳ」（動的神経筋安定化）という"筋肉より神経に着目した身体機能理論"の中で、もっとも重視されているもの。

チェコには、20世紀にリハビリの重要性を訴えた神経学者や医師が創設した「プラグスクール（Prague School）」があります。伝統あるスポーツ医学専門機関で、多くのアスレチックトレーナー、理学療法士、神経系の医師らに影響を与えてきました。

このプラグスクールでは、開校以来ＩＡＰが重視されています。なぜなら、**人はみな、赤ん坊のときに「お腹の圧力を保ったまま呼吸」していた**から。

乳児期、腹圧呼吸をすることで体は徐々に安定しはじめ、首が据わり、寝返りが打てるようになります。そして、やがて赤ちゃんは立てるように。

これこそまさに、「体の中心が安定し、スムーズに中枢神経と体の各部が連携する、万人に共通する最適で効率のいい体の使い方」です。これをIAP呼吸法という科学的メソッドにしたのが、パベル・コラー博士でした。

私はチェコに渡ってコラー博士の体系化されたメソッドを学び、さっそくスタンフォードの選手たちのケガと疲労の予防に取り入れてみました。今では注目されているメソッドですが、それまでIAPの理論をアスリートに本格的に取り入れた例はあまりありませんでした。

すると、1日8000メートルから1万2000メートル泳ぐ長距離の水泳選手から、**「前と比べて、翌日に疲れが残りにくくなった」「体が安定して、腕がよく回るようになってきた」**という報告がありました。

これらの変化を踏まえ、競技の枠を超えてスポーツ医局全体で、IAP呼吸法を用いることに。今では、「選手のコンディショニング」や「ダメージの予防／ダメージからの回復」に、欠かせないメソッドとなっています。

脳と体の「不一致」を正す

ＩＡＰ呼吸法をスタンフォードスポーツ医局に導入する前から、選手の中には「無意識に腹圧呼吸ができている人」がいました。そして、そういった選手は、**例外なく強かった**記憶があります。

一流のアスリートは、膨大な反復練習によって「競技ごとの体の正しい使い方」を無意識に覚えています。

野球選手であれば、「投球時は肩をこう動かして、腰はこう」というなめらかな動作が体に染みついています。

水泳選手であれば、「速く泳ぐときの腕の上げ方」も「頭の位置」もつねに一定で、いつ見ても変わらぬ美しいフォームで泳いでいます。

この状態は、脳（中枢神経）から最適な動きをするよう指令が脊髄を伝わり、それが筋肉や関節にきちんと伝わっているということですが、それだけではありません。筋肉や関節には、**「プロプリオセプター」**という組織があります。これは、今、関節や筋肉がどんな位置で、どんな速度で動いているかという情報を、脳（中枢神経）にフィードバックする働きを持つセンサー。

たとえると、「現場の社員」である体の各パーツは、プロプリオセプターという「伝達手段」を使って、「社長」である脳（中枢神経）に現場状況を報告するのです。

「社長」の命令と「現場」の状況が一致してこそ、よいパフォーマンスが発揮できるのは、ビジネスパーソンなら誰しも知るところ。

逆にいうと、いくら社長が「肩をしめろ！」と命令しても、現場の関節が「すみません、今は肩をしめるような状況になっていません！」という反応だったら、ちぐはぐな動きになります。

それをほかの現場がカバーしようとして無理な動きになり、結果、疲れやケガを誘発し疲労感を助長してしまう、というわけです。

「疲れない循環」を体内に起こそう

一流のアスリートほど、「社長」の命令と「現場」の状況が一致しています。

腹圧呼吸ができていて体幹と脊柱がしっかり圧力に支えられているので、手足を含めて体全体がその競技にとって最適な姿勢——つまり、歪みや偏りのないベストポジションになっているということです。

体という「現場」までの連絡経路が正しい状態になっていれば、脳（中枢神経）という「社長」からの「肩をしめろ！」という命令を「現場」は正確に聞き、狂いなく迅速に実行することができます。

また、連絡経路が整備されていれば、プロプリオセプターから「肩をしめるときは、この角度の、この位置だと、うまくボールが打てますよ！」という情報も「社長」にフィードバックできます。すると、フィードバックされた感覚情報を、「社長」は「じゃあ、パターン化しておこう」とストックします。

こうして筋肉から中枢神経へのフィードバックがスムーズに行われると、アスリートは、ますます体の使い方がうまくなり、動きもなめらかになります。パフォーマンスが上がるうえに無駄な動きは一層なくなり、より疲れにくくなっていくのです。

これが自然にできているのが一流アスリートですが、**ＩＡＰ呼吸法で腹圧を意図的に高めて体の中心を安定させ、中枢神経からの指令の伝達経路をしっかり整えられれば、私たちにも同じことが起こります。**

ＩＡＰ呼吸法で腹圧を高めて、体の中心をしっかり固め、姿勢を整えましょう。

そして、筋肉やフィードバック機能が正常に働く、動作がなめらかな「疲れない体」を作っていきましょう。

収縮筋を伸ばして「本来の疲れない姿」を取り戻す

「背が高い人」「低い人」疲れにくいのはどっち？

まとめると、「人間本来の正しい姿勢であれば疲れにくくなる」ということですが、いつもいつも目に見えない「腹圧」を意識するのは、初めは難しいでしょう。

では、ざっくり、「人体構造的に正しい姿勢の条件」とはなんでしょうか？

「背骨がしっかりS字カーブしている」など、様々な定義がありますが、わかりやすい目安として、私は**「背が高い人になりなさい」**と言っています。

これは「155センチの人より180センチの人のほうが姿勢はいい」とか、「生まれながらの高身長がいい」という意味ではありません。これでは、子どもより大人が、女性よりも男性のほうが疲れにくいということになってしまいます。

ここでいう「背が高い人」とは、**実際の身長よりも背が高く見える人**のこと。

①猫背ではないこと
②腰が反っていないこと
③筋肉が収縮していないこと

「背が高い人」は、こんな特徴を備え、キープしています。

ベストポジションを目指すなら、最大限に背を高くするイメージをつねに持ちましょう。同時にIAP呼吸法をすることで、体の中心を安定確立させて「高身長」のキープをサポートできれば文句なしです。

知らずに「体が縮むアプローチ」を重ねている

体の中心である「体幹と脊柱」をしっかりさせるという話をすると、決まってこんな質問が出ます。

「それなら、〝筋トレ〟がいいんですね？」

「〝体幹トレーニング〟のほうが、ＩＡＰ呼吸法より効果的では？」

結論からいうと、**筋トレや体幹トレーニングだけでは、体の中心をしっかりさせて体のパーツをベストポジションに整えることはできません。**

なぜなら、**「体幹トレーニング」を始めとする多くの筋トレは、筋肉を収縮させるトレーニング**だから。

収縮した筋肉で背を高く見せるのは、至難のワザです。ぎゅっと固く握ったおむすびと、ふわっと柔らかく握ったおむすびを比べると、米の量は同じでも、ぎゅっと握ったおむすびのほうが縮まって小さく見える――これと同じ理屈です。

IAP上昇時の「お腹・断面図」

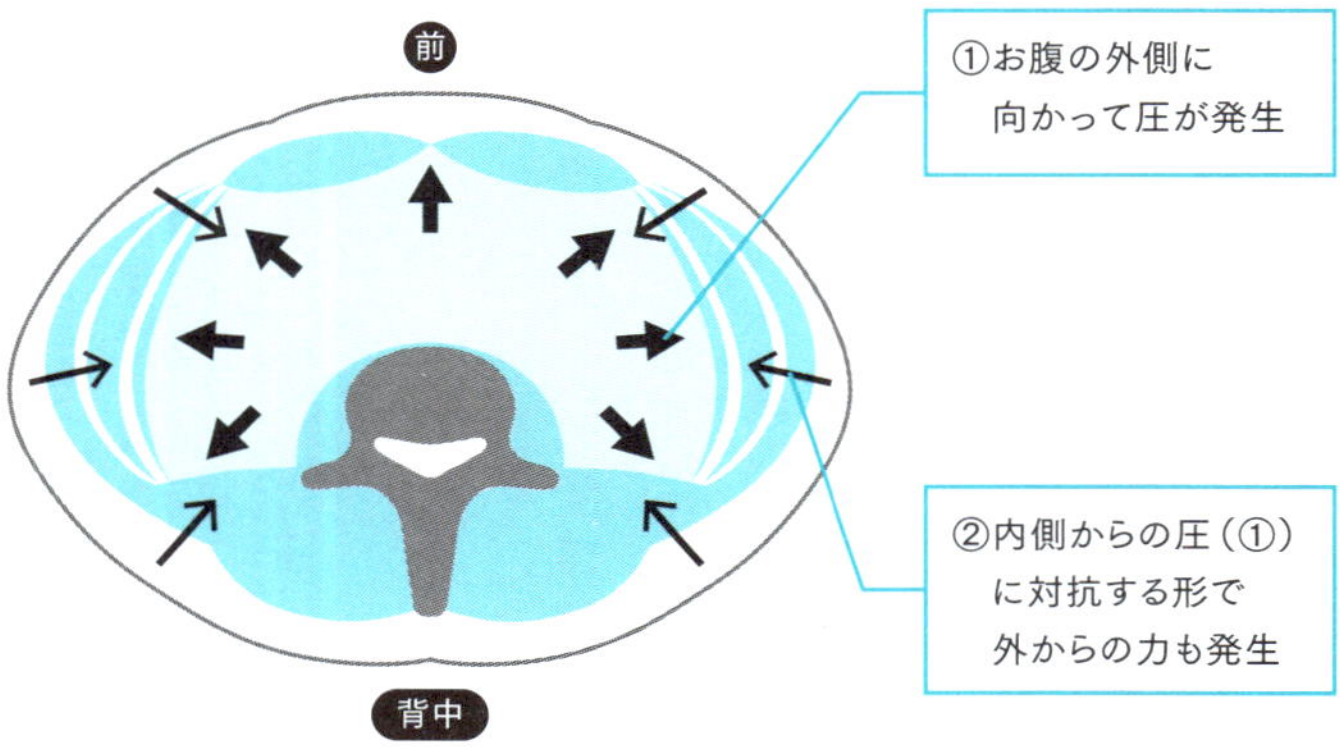

IAP呼吸法なら、お腹が「両側」から鍛えられる！

筋トレはお腹の筋肉をぎゅっと収縮させて固めるアプローチです。

筋力による内向きの力だけが働くので、お腹は縮みます。たとえていうなら、筋トレをしたときのお腹は、「外側の衣だけが固くて中がからっぽのコロッケ」と同じです。

ところがＩＡＰ呼吸法を行うと、内向きの矢印と外向きの矢印の両方が上の図のように働きます。

おさらいの意味でもう一度「腹圧呼吸」の仕組みを振り返ると、横隔膜を下げることでお腹が（上からプレスされる形で）圧縮され、腹腔内圧が発生します。そうするとお腹が膨らみます（外向きの矢印）。

お腹が圧力で膨らむと、息を吐くときに今度はお腹の筋肉がそれに抵抗して内側に収縮しようとすることに（内向きの矢印）。

こうして外向きの矢印と内向きの矢印が働き合うことで、**体の中心を双方向的にしっかり固めることができる**のです。ＩＡＰが高まったお腹は、「外側の衣が固くて、具もパンパンに詰まって膨らんだコロッケ」といえるでしょう。

「空洞のコロッケ」と「中身が入ったコロッケ」、どちらの強度が高いかは、おわかりでしょう。

強い力士に、お腹周りが大きい「あんこ型」が多いのも、無意識に腹圧呼吸をして腹囲が鍛えられているからだと私は考えています。

深く息を吸って腰痛になった1年生たち

私は２０１６年まで男子のバスケットボールと野球も担当していましたが、高校を卒業したばかりの1年生がスタンフォードに入ってくると、必ず身体検査の故障欄に書かれていたのが「腰痛」です。それまで野球に打ち込んでいたことが手伝ってか、頻繁に腰を故障したことがある選手がほとんど、といった状況でした。

観察していると、腰痛を抱える選手はみな、同じような呼吸をしていました。

筋肉をひたすら内側に収縮させて深く息を吸う「お腹を引っ込める呼吸」をしながら練習していたのです。

この「お腹を引っ込める呼吸」は、ＩＡＰ呼吸法とは逆の働きをします。息を吸うときにお腹を収縮させて体を固くし、「コルセット」を作るようなイメージです。

静止したままであればいいのかもしれませんが、お腹を引っ込めながら運動すると、腹圧が十分高まらないので「活動時の体の中心」は安定しません。

このままトレーニングを続けると、腰で体を安定させようとするので脊柱は不安定になり、無理な負荷が腰にかかる結果、慢性的な腰痛を引き起こす、というわけです。

「一生そこから動かない」なら腹をへこませて！

ダメージ軽減という視点で考えたとき、必要なのは活動しているときも体が安定す

お腹を引っ込める＝「衝撃」への備え

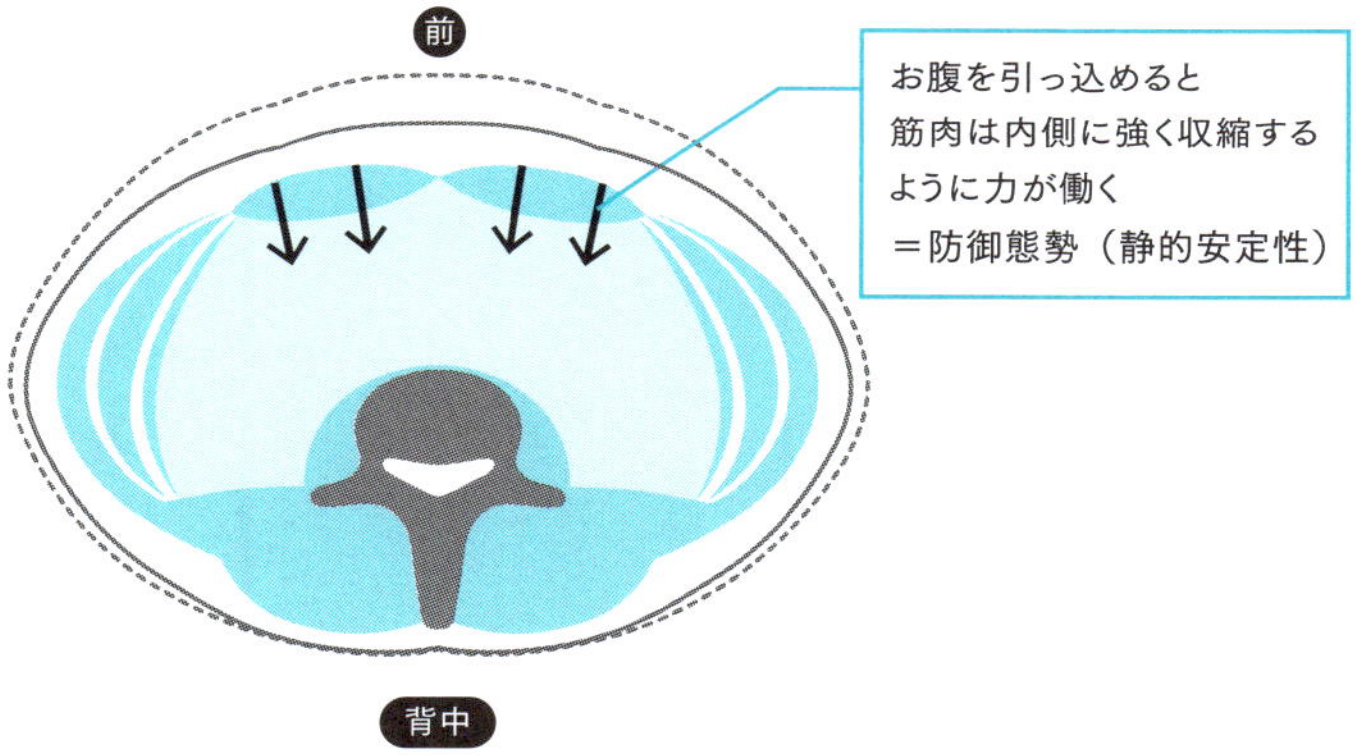

お腹を引っ込めると、体がフリーズして「動いているときの機動性」に欠けてしまう

る**「動的安定性」**です。

そこで私は腰痛を抱えて入部してきた野球部の新入生に対して、トレーニング前に「ＩＡＰ呼吸法」を行うように指示しました。

まず呼吸を意識し、無意識にやっていた「お腹を引っ込める呼吸」をやめる。その代わりにＩＡＰ呼吸法によって腹圧を高めて体の中心を安定させ、中枢神経という「社長」の指示を「現場」である体が正確に聞き取り、フィードバックできる状態に整えさせたのです。

そのうえでトレーニングや練習後

のケアをした結果、どの選手もパフォーマンスが改善し、またプレー中の負担も軽減されました。こうして、**野球部から慢性的な腰痛を抱える選手がいなくなった**のです。

野球部のあるピッチャーは、高校時代から腰に痛みを抱えていて、後に疲労骨折していたことが判明するのですが、リハビリの中にIAP呼吸法を取り入れてからは痛みの再発がなくなり、全力で投球できるようになりました。

今ではメジャーリーグのスカウトが登板日に必ず視察に訪れるほど、素晴らしいパフォーマンスを発揮しています。

「細胞《セル》レベル」で疲労に強い体になる

スポーツ医学が「パラドックス」とする〝ゆゆしき事態〟

あなたの呼吸が「疲れる体」を作っていないかどうか、確認してみましょう。

0章で書いたように、肋骨の位置を見ると、その人がどんな呼吸をしているかがわかります。

- 胸骨の一番下と左右の肋骨の一番出ているところを結んだ角度が90度を超える人
- 肋骨の下部が、飛び出ているような人

こういう人は常時、胸呼吸をしているといえます。疲れていたり、ストレスが溜まったりしている人は、ほとんどが胸呼吸。横隔膜をきちんと下げられていない「ごく浅い呼吸」が癖になっているのです。

私たちアスレチックトレーナーは、胸でする呼吸を**「パラドックス呼吸」**とも呼びます。「胸が上がって、お腹が下がる」のでこう呼ぶのですが、外から見るとお腹がへこんだ状態になります。

しかし、「パラドックス＝矛盾」というくらいですから、当然歓迎できる状態ではありません。「胸が上がって、お腹が下がる」のは人体のメカニズムには即さない動き。やはり**パラドックス呼吸は姿勢が崩れるなどデメリットのほうが大きい**というのが実情です。

それにもかかわらず、試合中に集中力がなくなりかけている選手は、バスケットボールでも野球でも、首が縮こまった前傾姿勢になり、パラドックス呼吸によく陥っていました。

こうなると、体は中枢神経の指令をちゃんと受け取れなくなり、フィードバックもままならず、無理な動きを続けることになるので、ケガのリスクも、疲労の溜まり具合も増幅するというわけです。

「15秒のタイムアウト」を取る

そこで私は、機会があるとこんなアドバイスをしています。

「試合中のタイムアウトで、リラックスしながらIAP呼吸法をして腹圧を高めてごらん。15秒あれば1セットできる。体を正しい状態に引き戻すきっかけを作れるし、疲れも予防できる。パフォーマンス・レベルも下がりにくくなるよ」

もちろん、これはアスリートに限ったコンディショニング法ではありません。多忙を極めるビジネスパーソンが集中力を失いかけたとき、あるいはトラブルや遅刻などで「焦って心臓がバクバクしている」というときにも応用できます。なぜなら、横隔膜と自律神経は密接につながっているから。

あなたも疲れたり緊張したりして呼吸が浅くなっていると感じたら、ぜひIAP呼吸法を試して腹圧を高めてください。きっと、**体に落ち着きが戻ってくる**はずです。

そのためにも、「お腹はきちんと膨らんでいるか」意識する機会を、ぜひ1日の中で作ってほしいと思います。

体内高圧力で寝ると「睡眠回復率」が上がる

ケガをした選手のケアも、当然アスレチックトレーナーの大切な仕事で、故障中であまり体を動かせない選手には、なるべく早い段階で「できる範囲で体を動かしなさい」とアドバイスしています。その理由は主に2つ。

第一の理由は、**体は、動かさないと機能が衰えてしまう**ようにできているから。

第二の理由は、**日中に体をある程度動かさないと、夜間に体がリカバリーされない**からです。日中、あまりにじっとしていると、交感神経と副交感神経の交替がうまくいかず、自律神経が乱れて夜しっかりと休めなくなります。夜に深い睡眠が取れなければ、体内の修復作業は妨げられてしまいます。

「疲れないために、じっとする」という作戦をとっていると、夜間に回復がままならない分、反対に「疲れやすくなる」のです。

この理論をもとに、疲れに悩む人にアドバイスをするなら、「日中に運動して交感神経を優位にしましょう。すると、夕方から夜にかけて副交感神経が優位になって、睡眠中に疲れが取れやすくなるはずです」となります。

これは正論なのですが、「無理だ!」という人も多いのではないでしょうか。

いかに正論であっても、働いている人が日中に運動するのは非現実的です。また、仕事帰りにジムに行って激しい運動をすると、体が興奮した交感神経優位のままで夜を迎えることになり、これまた眠れなくなります。忙しい人やストレスが多い人、胸呼吸をしている人はおおむね交感神経優位ですから、疲れを取るどころか、倍増させる危険すらあります。

そこで、ぜひ**眠る前の2分間、IAP呼吸法をすること**を習慣にしていただきたいと思います。

私はリハビリ中の選手に、負荷のかからない軽い運動とともに就寝前のＩＡＰ呼吸法をすすめています。前述したように、**ＩＡＰ呼吸法の鍵を握る横隔膜には自律神経が集中していて、ゆっくりとした呼吸による横隔膜の動きが副交感神経を優位にしてくれる**ためです。

ぐっすりと眠っている人のお腹が上下しているのは、腹圧がしっかりかかっている証拠。神経の通りがよくなり、副交感神経が優位の「おやすみモード」になっている体の中では、ダメージ修復作業もスムーズに行われます。

また、寝る前に横隔膜を動かすことで、就寝中に肩がほぐれ、**朝起きたときに肩こりが軽減した**、という声も上がっています。それほど、就寝前の「ＩＡＰ呼吸法」は、休息の質を高めるアプローチとしてうってつけなのです。

悪い酸素――細胞が「鈍化」する

野球のイチロー選手はトレーニングをする際、血中の酸素濃度を下げないプログラムをこなしているそうです。

運動で筋肉を動かすには大量の酸素が必要なので、パフォーマンス向上という点で、これは理にかなっています。

また、酸素不足になった筋肉には、疲労物質が滞留しやすくなりますから、**血中の酸素濃度を上げることは、疲労の防止**にもなります。

0章で、「激しい運動をしないビジネスパーソンの疲れは、乳酸などの物質だけが原因ではない」と書きました。しかし、**激しい運動による疲れと、ビジネスパーソンの疲れ、どちらにも酸素は関係しています。**

激しい運動による疲れは、エネルギーを作り出すために細胞で大量に酸素が使われた結果として**「活性酸素」**と呼ばれる物質が生じ、それが細胞を傷つけることで起こります。

傷ついた細胞から老廃物（＝疲労物質）が出てくるのですが、これが溜まってしまうと細胞はうまく働かなくなり、機能が低下します。そこで私たちは、「細胞がうまく働かない→体の動きが鈍い→疲れた」と感じる、という仕組みです。

良い酸素――「細胞の自己回復力」がパワーアップする

この活性酸素、じつは多忙なビジネスパーソンにつきものの**「ストレス」**や**「徹夜」によっても大量発生**します。また、**通常の日常活動でも活性酸素はつねに生じている**ので、ゼロにするのはそもそも無理な話です。

大切なのは、活性酸素を増やしすぎないこと。そして、活性酸素がきっかけで溜まった老廃物を取り除くアプローチです。

そのためには日頃から、血液によって栄養と酸素を体のすみずみまで行き届かせて、細胞を元気な状態で働かせなければなりません。

全身に新しい酸素が行き渡ることで、体中の細胞を活発にすることができます。すると、**細胞の自然治癒能力が促進され、肉体的な疲労から早期に回復できる**、というわけです。

かように、酸素そのものをしっかり体に取り込むことも、疲労を溜めこまない体質を築くには必要不可欠といえます。

そう考えると、横隔膜を下げて大量の空気を体内に取り込めることも、IAP呼吸法の大きなメリットです。当たり前ですが、大量の空気には大量の酸素が含まれています。

わずかな時間で実践できるIAP呼吸法によって「たっぷりの酸素」を血中に取り入れることでも、疲れをブロックする下地を作れるということです。

お腹を膨らませたまま、深く呼吸をする——たったそれだけで「腹圧アップによる体幹と脊柱の安定化」「酸素の最大摂取」というメリットを一挙両得できるのです。

「IAP」が現時点で最新・最強の予防理論だ

試合でベストパフォーマンスを発揮できるよう、選手のコンディションを整える。同時にケガや疲労を予防し、アスリートの体を守らなければならない。

こうした使命があるアスレチックトレーナーは今、「中枢神経」に注目しています。「筋肉だけを鍛える」という時代は、すでに終わっているのです。「アメフト選手のイラスト」が示すように、「筋肉と連動している神経にアプローチする」というのが最新トレーニングの主流です。

トレーニングにしろ、リハビリテーションにしろ、体へのアプローチは、脳研究によって解明された最新の知識を取り入れることで発展してきました。

私も日々アップデートされる最新の知識を取り入れるために、アスレチックトレーナー、理学療法士、スポーツ栄養士など、様々な専門家向けのセミナーに定期的に参加しています。

アスレチックトレーナーのミッションは、このようにインプットした最新の知見を日々簡単に行えるような形に実用化し、選手に実践してもらうこと。

この思いで試行錯誤した結果、「ＩＡＰ（腹圧）こそ、疲れとダメージを最小限にする体作りの肝である」という結論に至ったのです。

ただし、疲れを予防する以前に、「もうすでに疲れている」ということもあるかと思います。

それに、いつもいつも予防が万全、とも限らないでしょう。

「今すぐ疲れに効く対症療法はないのか」という要望も、アスレチックトレーナーにたくさん寄せられる声の一つです。

もちろん、「予防」ではなく、すでに溜まった疲れに対処する**「疲労回復法」**も、スタンフォードスポーツ医局は重視していて、練習後、疲れきった選手たちの体力回復を強力に後押しする取り組みを行っています。

そこで次の2章では、さらに実践的なメソッド――すなわち、**疲れを即座に解消する「究極のリカバリー法」**を、スタンフォードスポーツ医局での実際の試みを軸にお伝えしたいと思います。

2章

疲れを持ち越さない究極のリカバリー法

――「最高の回復」で脳と体から疲労物質を即時除去《リムーブ》

疲労の解消にフォーカスした「究極の対症療法」

世界有数の疲労大国・日本

私は疲労について、できる限り様々なデータを見るようにしているのですが、**「世界の中でも、日本人はとくに疲れている」**と実感することがしばしばあります。

たとえば厚生労働省が行った２０１６年の国民健康・栄養調査では、**日本の30、40代のおよそ30％弱が「ここ1か月間、睡眠で休養が十分に取れていない」**と答えています。

働き盛りの人たちの4分の1が、疲れたまま頑張っているということでしょう。

昨年は、アメリカのニュース番組でもしきりに「KAROSHI」について報じられました。英語では「過労死」の概念に該当する言葉がないので、日本語がそのまま

「KAROSHI」という英語になっているのです。

「休日の数」と「疲労度」の皮肉な関係

2015年の総務省の労働力調査によると、働く日本人の20・8%、男性だけみれば30%が、1週間に49時間以上働く「長時間労働者」です。アメリカは16・4%、ドイツは9・6%、デンマークは8・4%ですから、世界的にみても日本人が働きすぎだというのは確かでしょう。

疲労の解消には睡眠が大切ですが、**東京の平日の平均睡眠時間は5・59時間と、世界のほかの都市と比較しても短い。**忙しい人が睡眠を削るのはやむをえない部分もありますが、これでは普通に会社に行くだけで、どんどん疲れてしまいます。

では週末や連休はどうかといえば、日本の年間休日日数は137・4日。これはイギリスとほぼ同じですし、一番多いドイツやフランスでも145日ですから、休日そのものは少なくありません（データブック国際労働比較2017）。

しかし、せっかく休みがあっても疲労が溜まっていては、「家で寝ていたい」となってしまいます。「週末の寝溜めで疲れが取れるのでは？」と思うかもしれませんが、**週末の寝溜めでは睡眠不足によるダメージは解消されない**ことがわかっています。それに、**家でじっとしているだけでは、疲れは取れないどころか、むしろ増える**可能性も指摘されています。疲れは「抜こう」としない限り抜けてはくれないのです。

そこで本章では、「すでに疲れている」人、「今の疲れを手っ取り早く解消したい！」人向けの、**超・対症療法的な疲労解消法**をいくつか取り上げたいと思います。疲れをこまめに解消すれば、翌日に持ち越さずに済みます。そうすれば長期的にも、「疲れない体」に近づいていくでしょう。全部取り組む必要はありませんので、ぜひやりやすい解消法から「疲れた日」にトライしてみてください。

「休憩」は疲れの〝根本解決〟にならない

具体的な回復法に入る前に押さえておきたいポイントとして、「残業はしないようにしている」「しっかり7時間寝ている」という人でも、人間である以上、疲労は避けられないという事情があります。

「働きすぎて死ぬ国」日本の労働実情

①世界各国の「1 週間あたりの長時間労働者割合」（就業者）

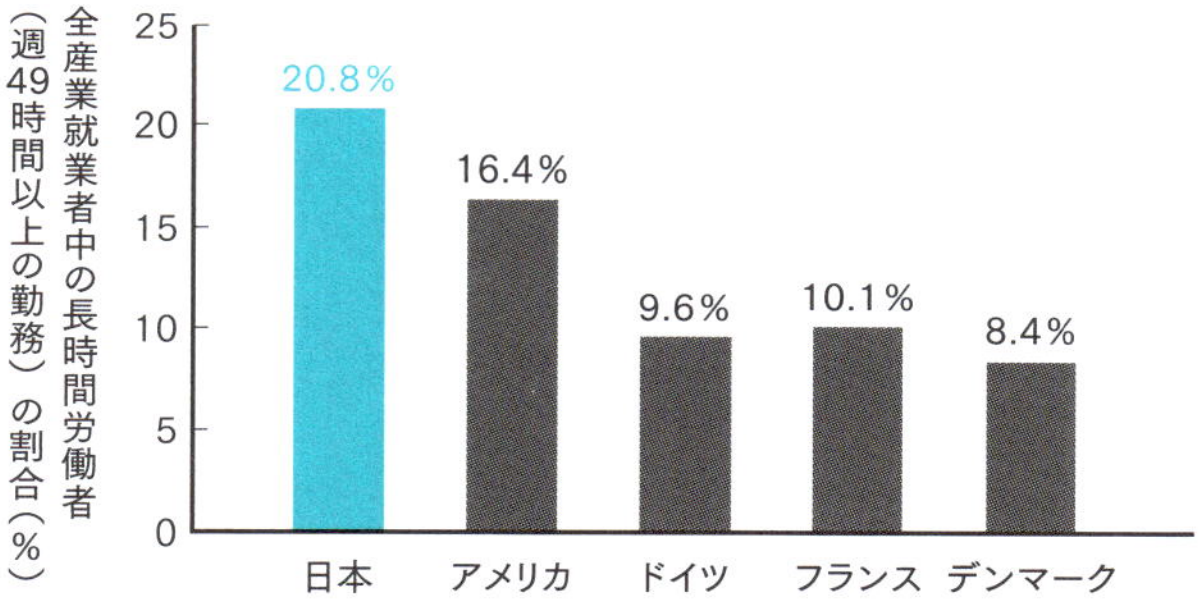

出典：日本：総務省（2016.1 公表）「労働力調査」、アメリカ（2014 年以降）：BLS（2016.2）LFS from the CPS、その他：ILOSTAT Database(http://www.ilo.org/ilostat/)2016 年 12 月時点

「香港:30.1%」「韓国:32.0%」など、東アジアは軒並み「長時間労働国」

②世界各国の「一人あたりの平均年間総実労働時間」（就業者）

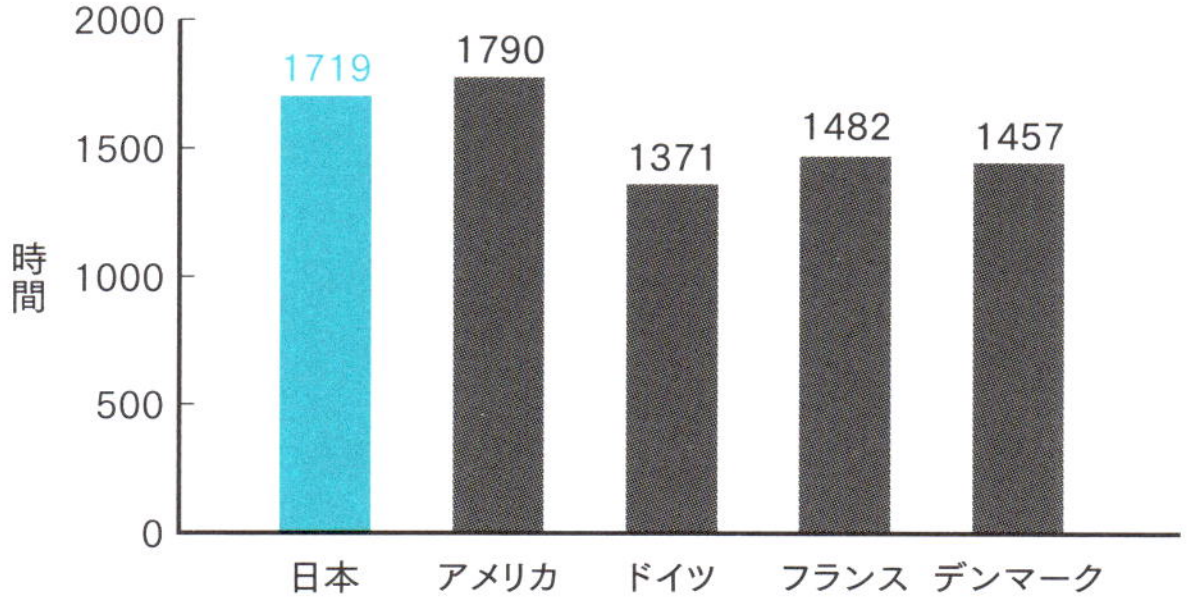

出典：OECD .Stat(http://stats.oecd.org/Index.aspx?DatasetCode=ANHRS)
"Average annual hours actually worked per worker" 2016 年 9 月時点

「アメリカ＝長時間労働かつ高生産」
「日本＝長時間労働かつ低生産」という違いも指摘されている

「長時間労働」や「睡眠不足」といった要因のほかに、**人間の体が完全な左右対称ではない**ことが、疲れてしまう大きな理由としてあるからです。

たとえば、ＩＡＰ呼吸法に重要だと紹介した横隔膜。横隔膜をよく見ると、**右側のほうが厚く、大きなドーム型をしています。**

理由は、横隔膜の右側には肝臓が付着しているから。

肝臓は臓器としてとても大きく、その大きな肝臓が真下にあるため、右側の横隔膜はそれに覆い被さるようにして大きなドーム型になり、その結果、右側の横隔膜が厚く強くなっています。

一方、横隔膜の左側には脾臓《ひぞう》が付いていますが、脾臓自体はこぶし一つより小さな臓器。右側に比べて左側の横隔膜は、細く長く、薄くなっています。

また、体全体を見ても、こぶし大の心臓は中心からやや左側にあって、それよりも大きな肝臓は体の右側に位置しています。

このように体の内部が左右非対称なので、横隔膜以外の筋肉も多少の影響を受けていておかしくありません。

人間の内側は「左右非対称」。大きな臓器ほど右寄りに

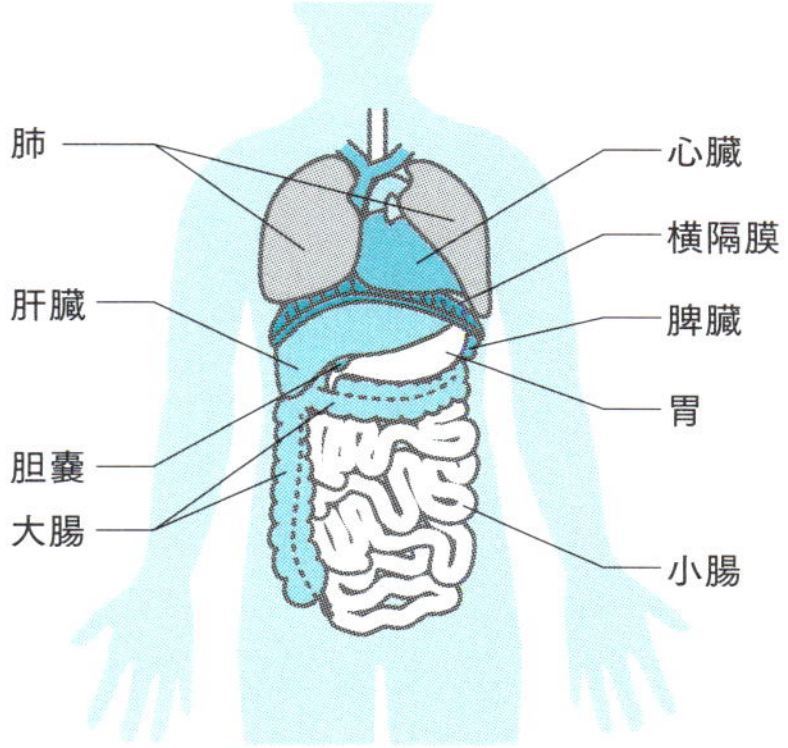

大きな肝臓が下にあるため、右側の横隔膜は若干厚い

アメリカの最新のトレーニング法では、この左右非対称性に着目した「PRI理論」というものが出てきました。

初めから体は左右で違っているのですから、長年放っておけばボディ・バランスは崩れ、ベストポジションでなくなるのは当然です。

それはすなわち、**手を打たなければ、誰でも「疲れた体」に近づく**ということ。

だからこそ、対策が必要です。次の項目から取り上げるリカバリー法でどうか、人間である以上立ち向かわざるをえない疲労を打破してほしいと思います。

疲労をリセットする「動的リカバリー」メソッド

「伸び」をしても疲れは抜けない

疲れてきた典型的な現象として、体の可動域が狭くなって、体が硬くなる「硬化」があります。そんなとき、多くの人は無意識に柔軟性を取り戻そうとします。「伸びやストレッチをして、体を伸ばしたい」と思うのです。あなたも仕事や家事の最中に、「うーん」と伸びをしているかもしれません。

しかし、「筋肉を伸ばす」というのは本当に正しいアプローチなのでしょうか？

筋肉がこり固まったことによる「一時的な筋疲労」にはいいかもしれませんが、「体を伸ばす」ことで「慢性的な疲れ」を抜本的に解決するのは難しいでしょう。

伸びをすると、一瞬気持ちがよいかもしれませんが、疲労が本当に解消できているかといえば、疑問が残ります。「伸び」の効果は長続きするものではありません。

なぜなら、**体の硬化はあくまで〝疲労の結果〟であり、原因に隠れているのは「体に妙な癖がついている」ことだから**です。

「疲れ癖」が体に定着している？

前章でも書いたように、疲労という現象は、中枢神経と体の各部の連携にズレが生じて体が無理な動きをとろうとした結果、ダメージが蓄積される形で起こります。

この、本来の体の構造的に〝間違った〟動きが、「現場」である体にも、「社長」である脳にも定着してしまうのが「体に変な癖がつく」ということです。

変な癖が体に染みついた結果、「疲れて可動域が狭くなる」という事態を招きます。

たとえば、「股関節の代わりに、腰を使って体をかがめたり、起こしたり、ひねったりする」癖が体についた結果、体に余分な負荷がかかることはもちろん、本来もっと使うべき「股関節」は硬くなり、使う必要のない「腰」にはダメージが積もります。

これを放っておくと、いつの間にか脳までが、つねに間違った指令を出すことになり、体はますますおかしな動きをすることに……。

こうして、どんどん体のバランスは崩れ、疲れは溜まり、「疲れやすく、疲れが取れない体」が増強されていく、というわけです。

取り除くべきは「体の変な癖」

ですので、体を無理に伸ばしたり拡げたりしても、変な癖が体に残ったままであれば、体のバランスはまた崩れ、結局疲労は溜まり、可動域も再び狭まってしまいます。

必要なのは、中枢神経にアプローチして、疲労を引き起こしている「股関節を使わず、腰を使ってしまう」という「動きの癖」を改善することなのです。

とはいえ、「自分の体にどんな癖がついているのか」を自覚するのは、とても難しいもの。疲労を感じてはいても、その実態がつかみにくいのと同じです。

しかし、ご安心ください。

大本にある原因は、「中枢神経と体のズレ」なのですから、〝今ある疲れ〟を解消する場合、このズレを整えて癖をリセットするような働きかけをすればいいのです。

前章で取り上げた「ＩＡＰ呼吸法」は、まさにこのアプローチ。しかし、ＩＡＰ呼吸法は「習慣にすることであらかじめ疲れない体を作っておき、それをキープする」という意味合いが強い〝予防法〟でした。

そこで、〝今感じている疲れ〟を対症療法的に素早く解消する手段として、私は**「動的回復法」**と呼ぶメソッドを導入しています。

「動かない1日」が疲れを助長する

「動的回復法」とは、読んで字のごとく、体を動かして回復を図る方法。

「体の変な癖」を解消するべく中枢神経に働きかけつつ、疲労回復によいとされる「軽度の有酸素運動」を行うことで、**「体の疲れ」も「体の変な癖」も一緒に解消する**、というアプローチです。

まずは、軽い運動と疲労回復の関係を見ていきましょう。

「今日は疲れた」という日は、「何もやりたくない」と思うかもしれません。「体を動かすなんてありえない。すぐに寝てしまいたい」となるのも、わかります。

しかし、そんな日こそあえて「軽い運動」をしたほうが、翌日に疲労を持ち越さずに済みます。これはぜひ、押さえておきたいポイントです。

先ほども少し書きましたが、「疲れないために、じっとしている」よりも、**体を軽く動かしたほうが、血液の流れが促進されて脳と筋肉にたくさん酸素を送ることができ、疲労物質の滞留を防ぐことができる**のです。

世界的研究者も「動的コンディショニング」を提唱している

ノーベル生理学・医学賞の選考委員会があるスウェーデンの「カロリンスカ研究所」で研究者として活躍したアンダース・ハンセン氏によれば、**脳（中枢神経）はそもそも「体を移動させる」ためにできていて、原始時代からその構造はあまり変わっていない**そうです。

つまり、人は動きつづけているのが本来の姿ということ。

それなのに、疲労に悩むビジネスパーソンの多くは、動けていません。重要な会議、込み入った書類作り、厄介な取引先との打ち合わせ……。

コンピュータが仕事の大部分を担うようになった今、ビジネスパーソンは忙しければ忙しいほど動かなくなっています。**「働きすぎて疲れた日」は、「体を動かせてい**

ない日」であることも多いはず。だからこそ、軽い運動で疲れを取るのが効果的です。

「ゆっくり走る」「泳ぐ」という軽めの有酸素運動を20〜30分すると、血行がよくなって、筋肉のこりがほぐれていきます。すると、自律神経やホルモンのバランスも徐々に整いはじめます。

また、「疲れているのに眠れない」というのは、ストレスによって覚醒モードの交感神経が優位になっていることも一因です。そんなとき、**ずっと優勢になっている交感神経を、軽く汗をかく程度の運動でさらに活発にすると、その後、逆にがくっと下がってリラックスモードの副交感神経が優位になります。**

すると、自律神経は落ち着きを取り戻し、体も脳も休息モードにスムーズに入ることができるのです。

体を「2回」リセットする

このように、体を回復状態に持っていける軽度の有酸素運動ですが、**中枢神経を刺激して体との連携をスムーズにし、体の癖をリセットするには、軽い運動の**

「前」と「後」が重要になります。

疲労に効くとされる「軽い有酸素運動」の前後に、これから紹介する「リセット」法を加えることで、「体の癖の矯正」をすると同時に「疲労回復効果」を高めることができるのです。これこそ、私がお伝えしたい「動的回復法」です。

いきなり走ったり泳いだりする前に、**「ビフォーリセット」**を行いましょう。

このビフォーリセットは、中枢神経を刺激し、体の癖をやわらげる効果があります。

慢性的な姿勢の歪みで生じた**「体のズレ」に神経レベルで働きかけ、体の癖をフラットに近づけてからのほうが、体から脳（中枢神経）に正しい体の位置や動かし方をフィードバックしやすくなり、走る・泳ぐといった運動も無理なくできます。**

そして運動後は**「アフターリセット」**。運動すると筋肉は収縮するのですが、筋収縮が起きたままだと、体はまたバランスを崩しかねません。縮んで緊張状態にある筋肉をほぐしてあげましょう。

身体的リラックス効果によって〝活動モードの交感神経〟から〝お休みモードの副交感神経〟への交替がスムーズになる、という副次的な効果もあります。

「動的回復法」をまとめると、手順は次の通り。

> ①「ビフォーリセット」で、ついてしまった「体の癖」にリセットを働きかける
> ↓
> ②「走る」「泳ぐ」など、ごく軽い運動（有酸素運動）を20分
> ↓
> ③「アフターリセット」をして、収縮した筋肉を元に戻す（運動後1時間以内に）

「会社から帰ってきたらもう時間がない。走ったり泳いだりなんて無理だ」というときは、軽い運動はあきらめて、**IAP呼吸法とビフォーリセット・アフターリセットをするだけでもOK**です。

体の癖への働きかけに加えて、横隔膜を大きく動かすことで、前述の通り就寝中にストレスから生じる肩こりがやわらぐ効果があります。さらに、「横隔膜が内臓を刺激し、便秘解消」という効果もあり、肩こり・便秘でお悩みの方にはおすすめです。

リセットの手順は、次の通り。

2 重心ジャンピング

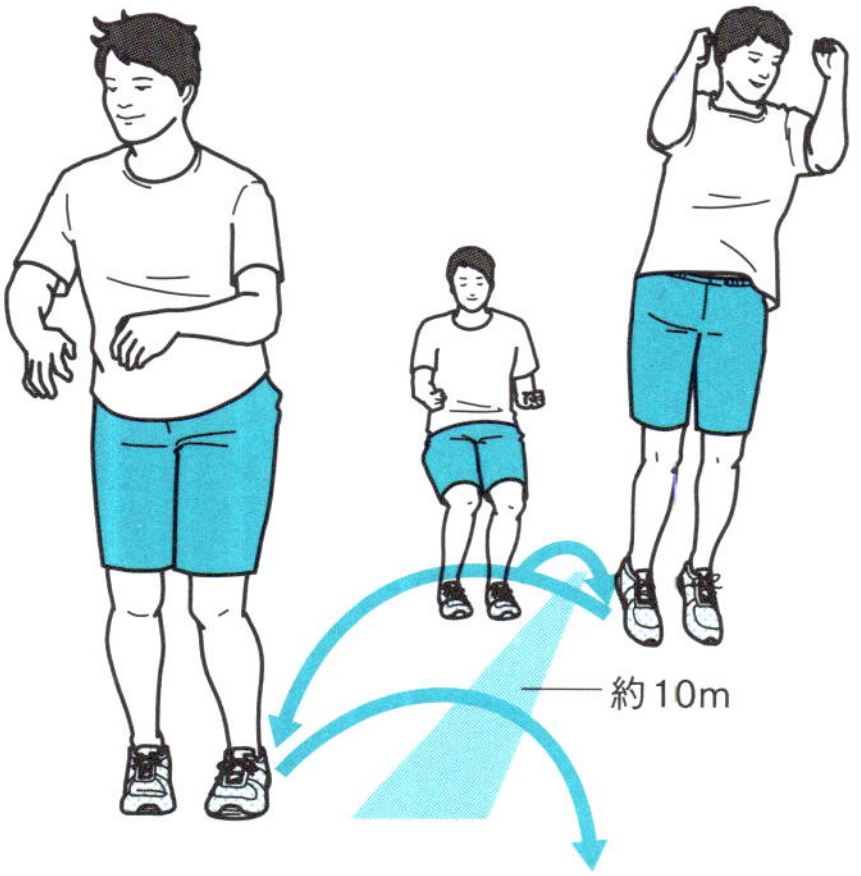

床に10メートルくらいのラインを引く(イメージでも可)。両足を揃え、そのラインを中心に「左、右、左、右」と交互にジャンプ。
ゆっくり、10回程度**両足で跳んで両足で着地**する。
両足で跳んで両足で着地するには、重心の位置がしっかり定まっていないと次のジャンプに移れないので、フィードバック機能を刺激して体の癖をリセットできる。

3 ヒールアップ・ランニング

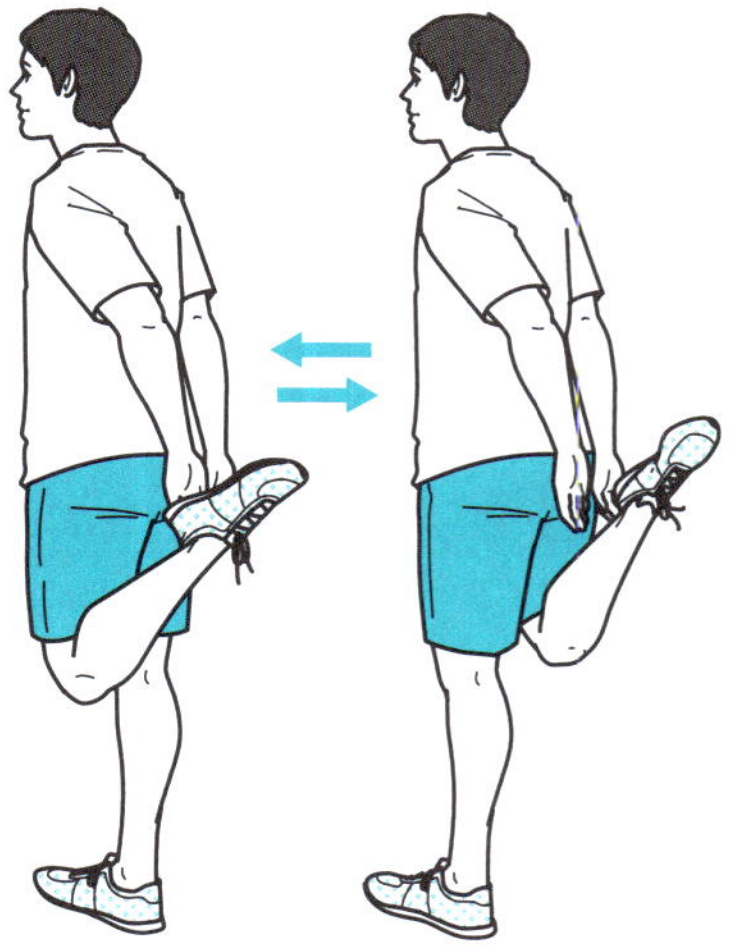

ゆっくりと、左右のかかとが交互に10回ずつお尻につくように走る。中枢神経と、とくに疲労で縮みがちなハムストリング(太もも裏の筋肉)を刺激する効果がある。
ランニング前の準備運動としてもおすすめ。

ボディ・ポジションが整う「ビフォーリセット」

ごく簡単にできる、3つのビフォーリセットを紹介します。軽い運動の前に3つ、取り組んでみてください。

また、疲労回復が目的でないスポーツの準備運動としてもおすすめで、パフォーマンス向上が期待できます。

1 前スキップ&その場スキップ

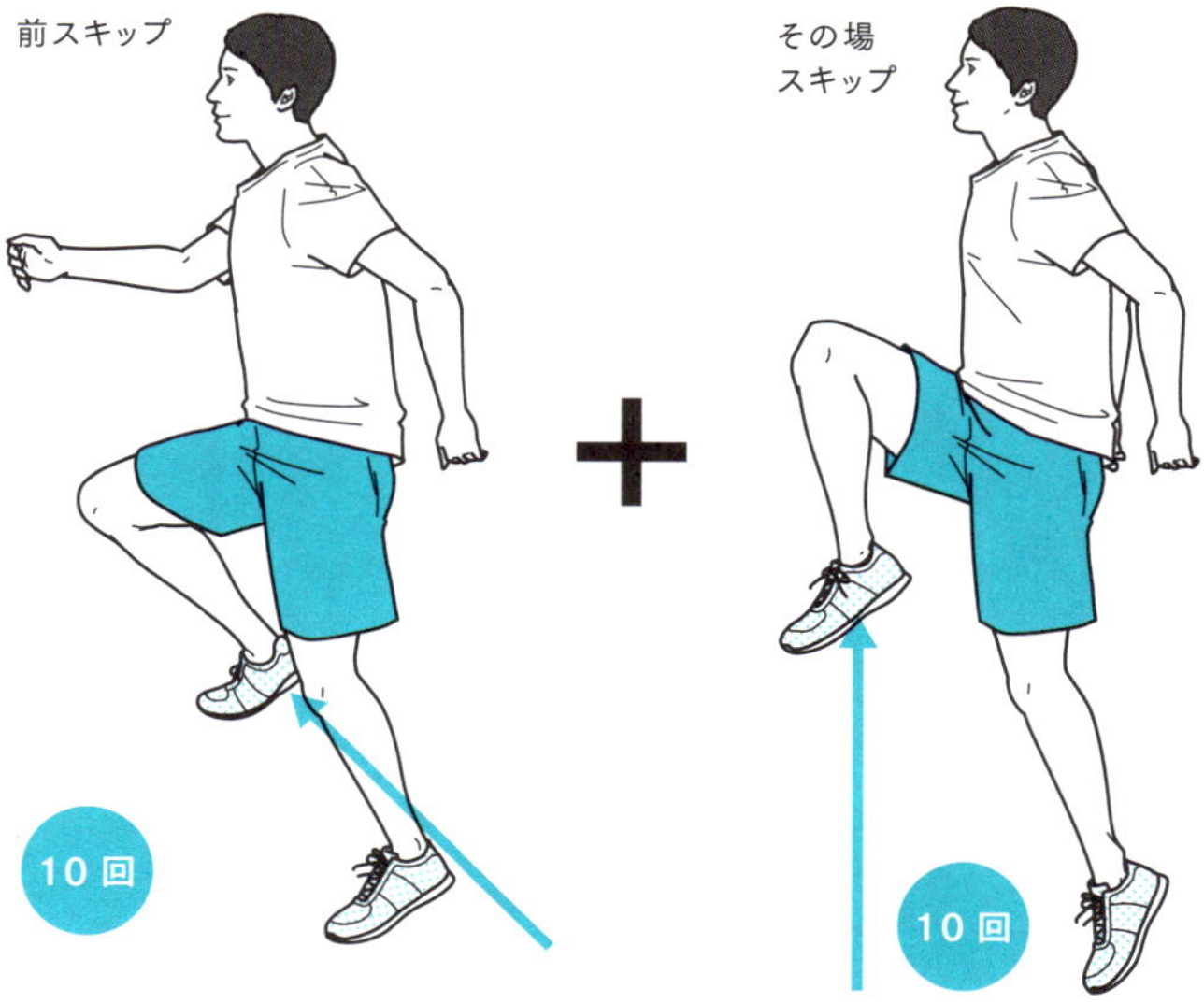

前に行こうとするスキップ×10回　**上に高く跳ぼうとするスキップ×10回**

スキップしながら前進していく「前スキップ」を10回(歩)。

上に行くイメージで、前進せずに行う「その場スキップ」を10回(歩)。

2つのスキップを合計20回(歩)行う。中枢神経が刺激され、体についた癖の解消につながり、ボディ・ポジションが整う。

2 ファー・リセット

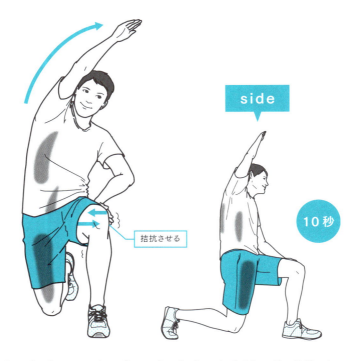

右ひざを床につけ、左ひざは90度に曲げる。左手は左ひざの外側にあて、右腕は高く上げる。左ひざを開こうとしつつ、左手で左ひざを内側（右側）に押し返す。このとき、右腕は左斜め上の方向に伸ばす。できるだけ遠く（ファー）を目指すイメージ。
運動で収縮した大腿四頭筋《だいたいしとうきん》、大腰筋、肋間筋、広背筋《こうはいきん》など広範囲で筋収縮をリセット。左右10秒ずつ行う。

縮んだ筋肉をゆるめる「アフターリセット」

運動が終わったら、収縮した筋肉（とくに下半身）をリセットし、通常の状態に戻します。

決して無理に筋肉を伸ばさないよう、クールダウンもかねて取り組みましょう。

1 ハムストリング・リセット

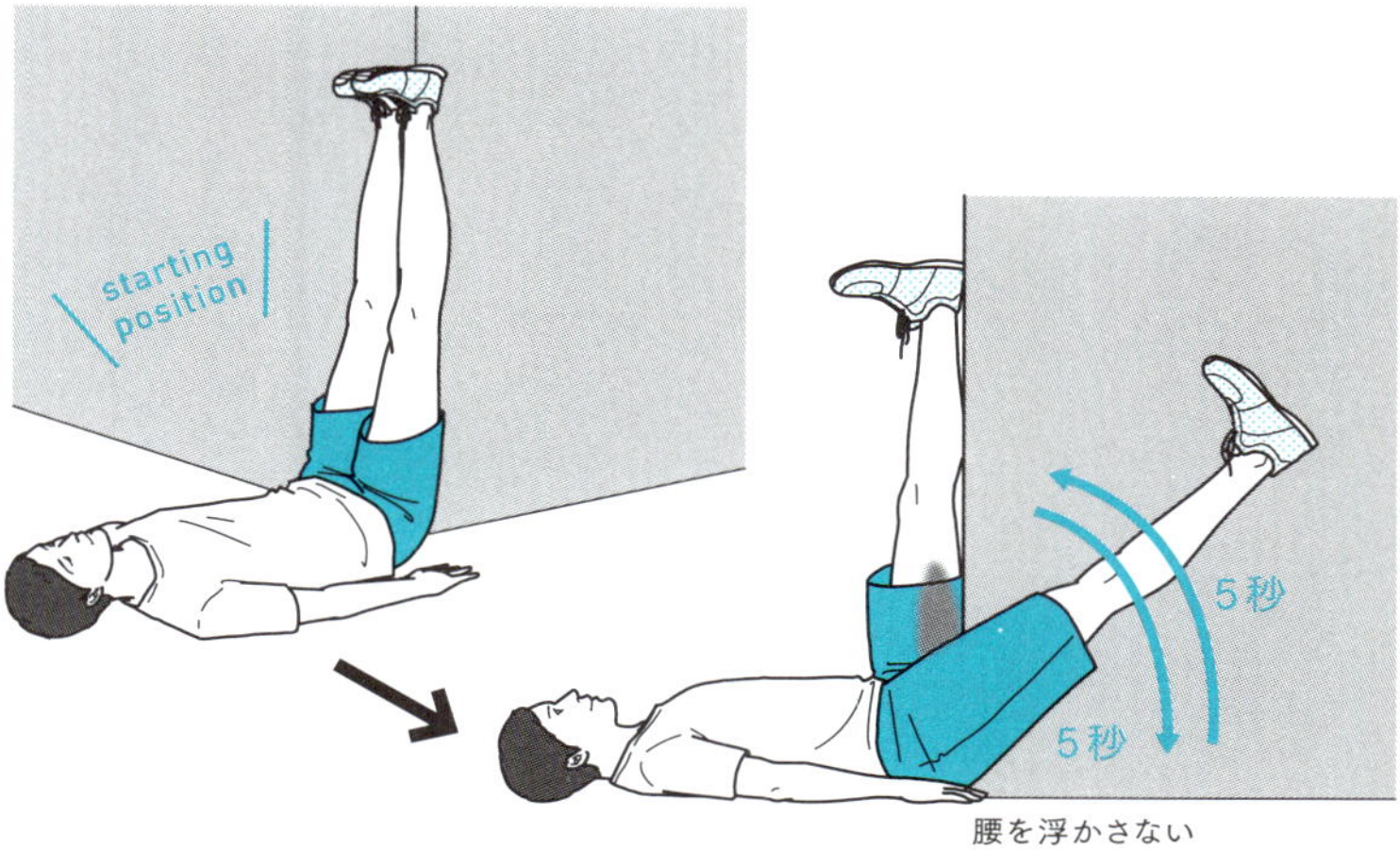

壁の角にお尻（左半分）をつけ、腰を浮かさず両足をまっすぐ上に上げる（左足だけ壁に立てかける）。右足を壁にそうように、ゆっくり５秒かけて下ろす（地面につかなくてもOK）。
左足のハムストリングが伸びていることを意識。右足を５秒かけて、元の位置まで上げる。
左右５回ずつ行う。

＊ 壁がない場合は床に寝転がって、両足をゆっくり５秒かけて上げ（腰は浮かさない）、上がりきったら５秒間キープ。そしてまた５秒かけてゆっくり下ろす動作を１０回くり返すことでも代用できます。

肩こり・腰痛・目の疲れ……部分疲れを即、解消する「超・対症療法」

「座り疲労」という日本人特有の疲れ

「朝から晩までデスクに張り付いて疲れた」と訴えるビジネスパーソンが抱えているのも、体を動かしたことによる「急性の疲れ」ではなく、いわば疲労が蓄積した「慢性的疲労」。そして、その疲労感が「肩がだるい」「座りっぱなしで足が重い」など、〝特定の部位の疲れ〟として現れていることも多いのではないでしょうか。

つまり、**抱えきれなくなった疲れが、そのときの状況によって肩や腰、目などに現れている**、というのが「部位疲れ」です。

「運動が疲れに効く」といわれても、いつも体を動かしに行けるわけではありません。仕事中に感じた肩や足の疲れを、その場で解消したいと思う人も多いはずです。

そこで、各部位に溜まった**「部位別疲労」の対症療法**も紹介しておきましょう。即効性を重視した、素早く疲れを解消するアプローチです。

「座りすぎ」があなたを殺す

働く人の部位疲れの中でも多いのが、「座りっぱなしによる下半身疲労」です。

私たちアスレチックトレーナーは、**「お尻の筋肉は体のエンジン」**だととらえています。お尻の筋肉は体を支え、下半身を安定させる体の中で一番大きい筋肉。ここを鍛えることは、あらゆる競技のアスリートの基本です。エンジンを鍛えると、体全体が安定するので、疲れない体に直結します。

筋肉は、使いすぎもよくないのですが、使わなすぎると**「動くのがしんどい↓さらに動かなくなる↓筋肉量はさらに低下↓もっと動くのがしんどくなる……」という〝筋力低下の負のスパイラル〟**に陥り、若いときに頑張って貯めた「貯筋」を使い果たすことになります。

また、単純に筋力が低下すると、次のようなデメリットにつながります。

血流悪化、代謝の低下、ホルモン分泌低下、冷え、むくみ、倦怠感《けんたいかん》、関節の痛み、腰痛、尿漏れ……

お尻のエンジンは〝立つ〟〝座る〟といった「動作」でスイッチオンになる筋肉。「座りっぱなし」というのは、お尻という大切なエンジンがずっとオフになっている状態です。

「座位行動研究の第一人者」といわれるオーストラリアのネヴィル・オーウェン博士によると、**日本の成人は平均して1日に7時間座っており、これは世界一**です。世界の平均は5時間。働き詰めで席から離れられない〝日本のオフィス〟を象徴するようなデータです。

オーウェン博士によれば、**座ってばかりいると血流ばかりか代謝も悪くなり、狭心症、心筋梗塞、脳梗塞、糖尿病のリスクも高まる**そうです。

前述のカロリンスカ研究所のハンセン氏によると、本来、動くようにできている脳を有する人間が3時間以上座っていると、**記憶力低下**や**注意散漫**といった弊害が起こるといいます。生産性は上がるべくもありません。

スタンフォードの医学部も、座りっぱなしの勤務態勢の見直しを唱えています。**「Sitting kills you」**という記事も出たほどです。

これほど危険な状態なのですから、座ったまま、ただ疲れていく理由はどこにもありません。「デスクワーク疲れ」はマメにリセットしていきましょう。

デスクワーク疲れを取る「3レッグス」メソッド

理想は、**座りっぱなしを避けて30分に1回は立つ**ことです。

あるいは会議室のデスクをバーカウンターのような高めのものにして、スツールに座っても、立っていてもいいスタイルに変える。また、オフィスにバランスボールを用意して、椅子代わりにするのも、つねに同じ姿勢をとりつづける事態を避けられるのでベターです。

しかし、スタンフォードのすぐ隣のシリコンバレーならいざ知らず、このやり方が日本のビジネススタイルになじまないことも、よくわかります。「ありえない！」という会社がほとんどでしょう。

そこで、自分の席でも会議室でも、もちろん自宅でも座ったままできる**下半身疲れに効く「3レッグス」メソッド**を紹介します。

「座りっぱなしで疲れた」と感じるたびに、15秒ずつ行いましょう。

3 レッグ・タップ

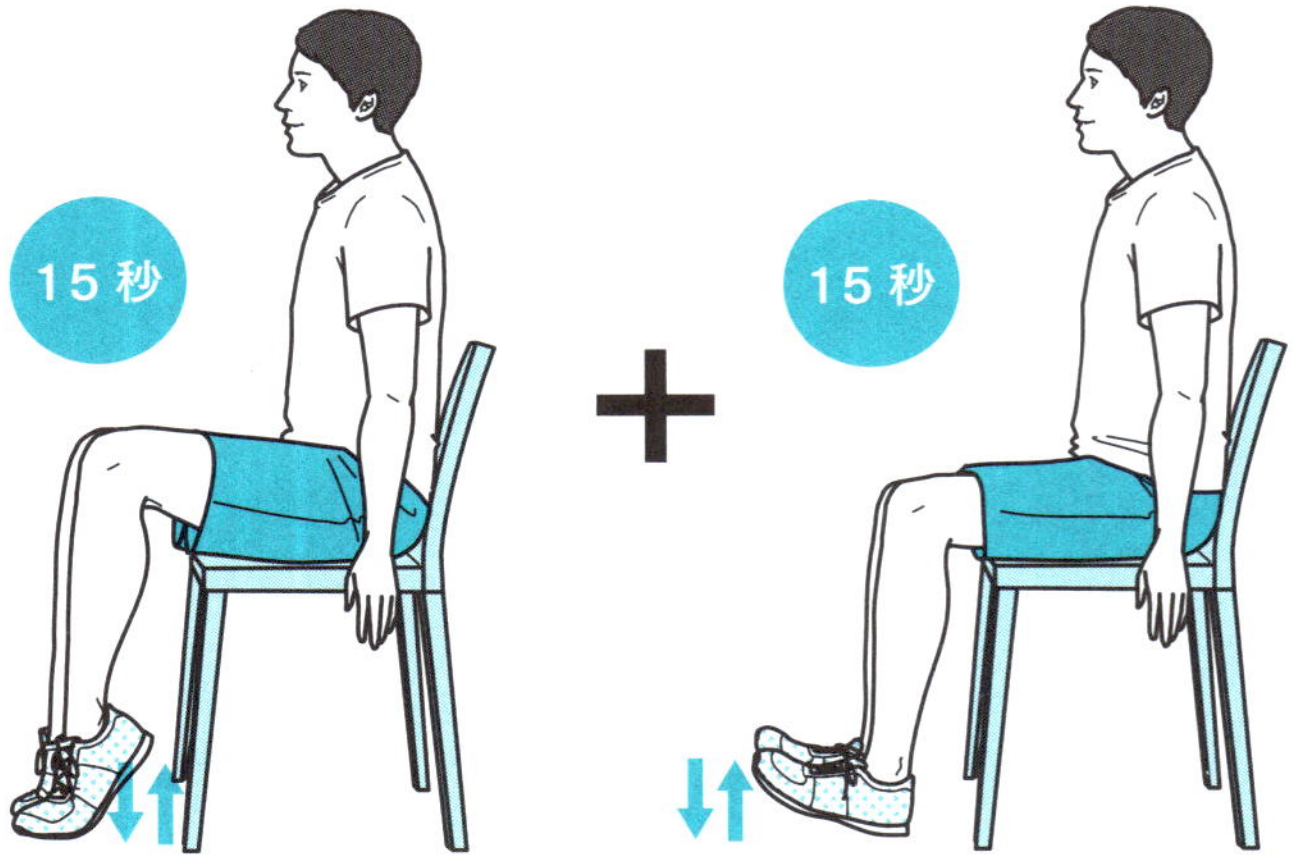

かかとタップ　　　つま先タップ

両足のつま先を床につけたまま、かかとを15秒、ゆっくり上げたり下げたりする。

そして今度は、両足のかかとをつけたまま、つま先を15秒、ゆっくり上げたり下げたりする。


ふくらはぎを動かすことで、ひざ裏のリンパ節を刺激でき、全身の血の巡りがよくなって疲労物質の滞留を防ぐことができます。

また、前脛骨筋という脛の筋肉を鍛えることもできます。私たちが歩くとき、つま先を上げてつまずかずにいられるのは、この前脛骨筋がつま先を引っ張っているおかげ。

つまり、レッグ・タップで脛の筋肉を鍛えれば、「座りっぱなしの疲れが取れる」「つま先がスムーズに上がって、無理のない歩き方になり、疲れない体作りに役立つ」「転倒によるケガ防止」という3つの効果が期待できるのです。

座り疲れに効く「3レッグス」メソッド

1 フィスト・プレス

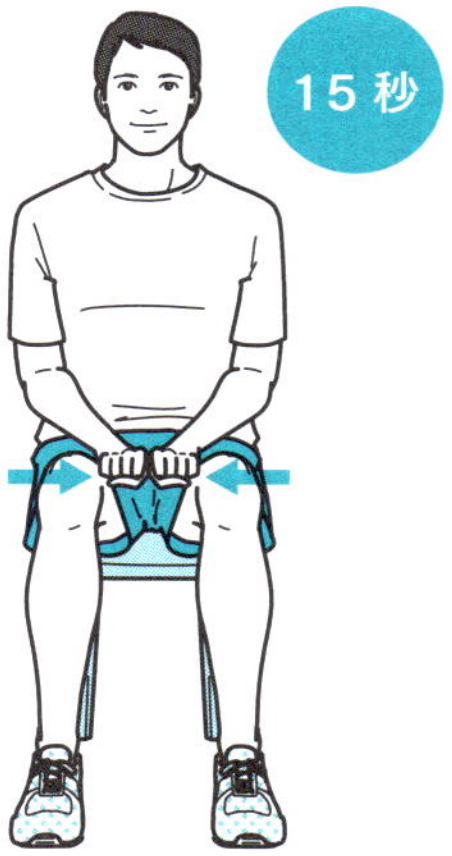

椅子に座ったまま足を少し開き、ひざの間に両手の握りこぶし(fist)を横並びに入れる。女性なら、こぶし一つでもOK。
ひざをぎゅっと内側に押し付け、こぶしを潰すように15秒プレスする。

! 太ももにある「内転筋」に働きかける効果があります。
内転筋が硬かったり弱かったりすると体のバランスが崩れやすくなります。
歩くときに巻き足になる原因でもあるので、「足元が不安」「つまずきやすい」という人は毎日の習慣にしてもいいでしょう。

2 ニー・プレス

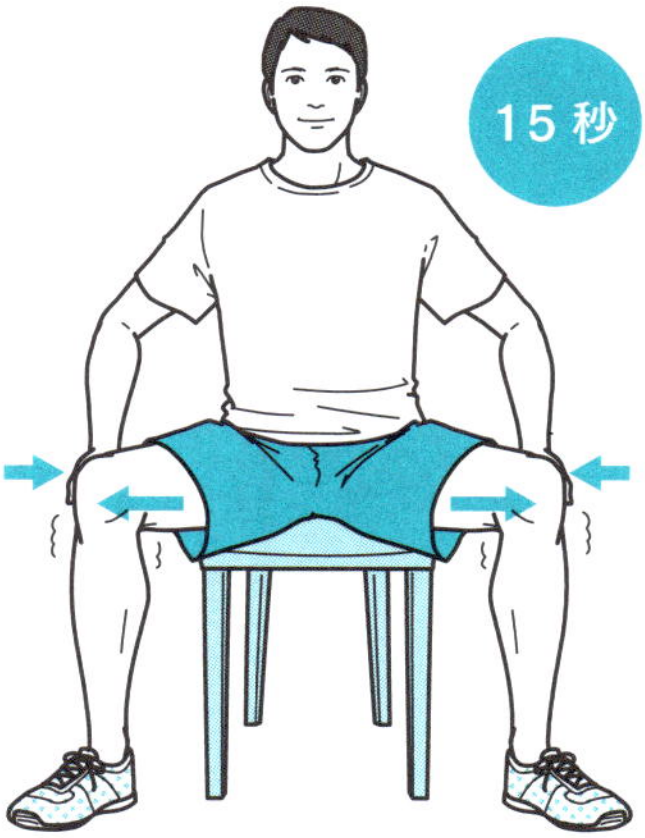

椅子に座ったまま両ひざを開き、ひざの外側に手を置く。
ひざ(knee)はより開くように外側に向かって15秒、力を入れる。
手は、開こうとするひざを押し返すように内側に向かって15秒、力を入れる。

! 太ももの外側の筋肉とお尻の筋肉にアプローチすることができます。

肩こりに即効く「肩甲骨ムービング」

「肩こり」もとても身近な不調で、悩まされている人はとても多いはず。

自分でもみほぐしたり、叩いたりすることもしばしばでしょうが、**肩こりに悩む人がアプローチすべきなのは、「肩周りの筋肉」ではなく背中の「肩甲骨」**。肩こりとは、肩甲骨のトラブルが原因で、症状が肩の筋肉に出ている状態なのです。

たとえば猫背の人は、左右の肩甲骨間が開いています。

パソコン作業など、つねに前かがみの作業をしていると、胸の筋肉が収縮します。そうして胸に背中が引っ張られると、肩甲骨が開き、僧帽筋《そうぼうきん》や広背筋といった背中側の筋肉がいつもぴんと伸びた状態になり、体のバランスも崩れ、肩周りの筋肉が緊張した状態が続きます。それを人は「こっている」と感じるのです。

だからこそ、**開いてしまった肩甲骨を寄せることが、肩こりの解消**につながります。次の「肩甲骨ムービング」で、肩甲骨の開きをリセットしましょう。

猫背で疲れている人は、できるだけ胸を開いて大きく旋回することを意識してくだ

肩こり解消「肩甲骨ムービング」

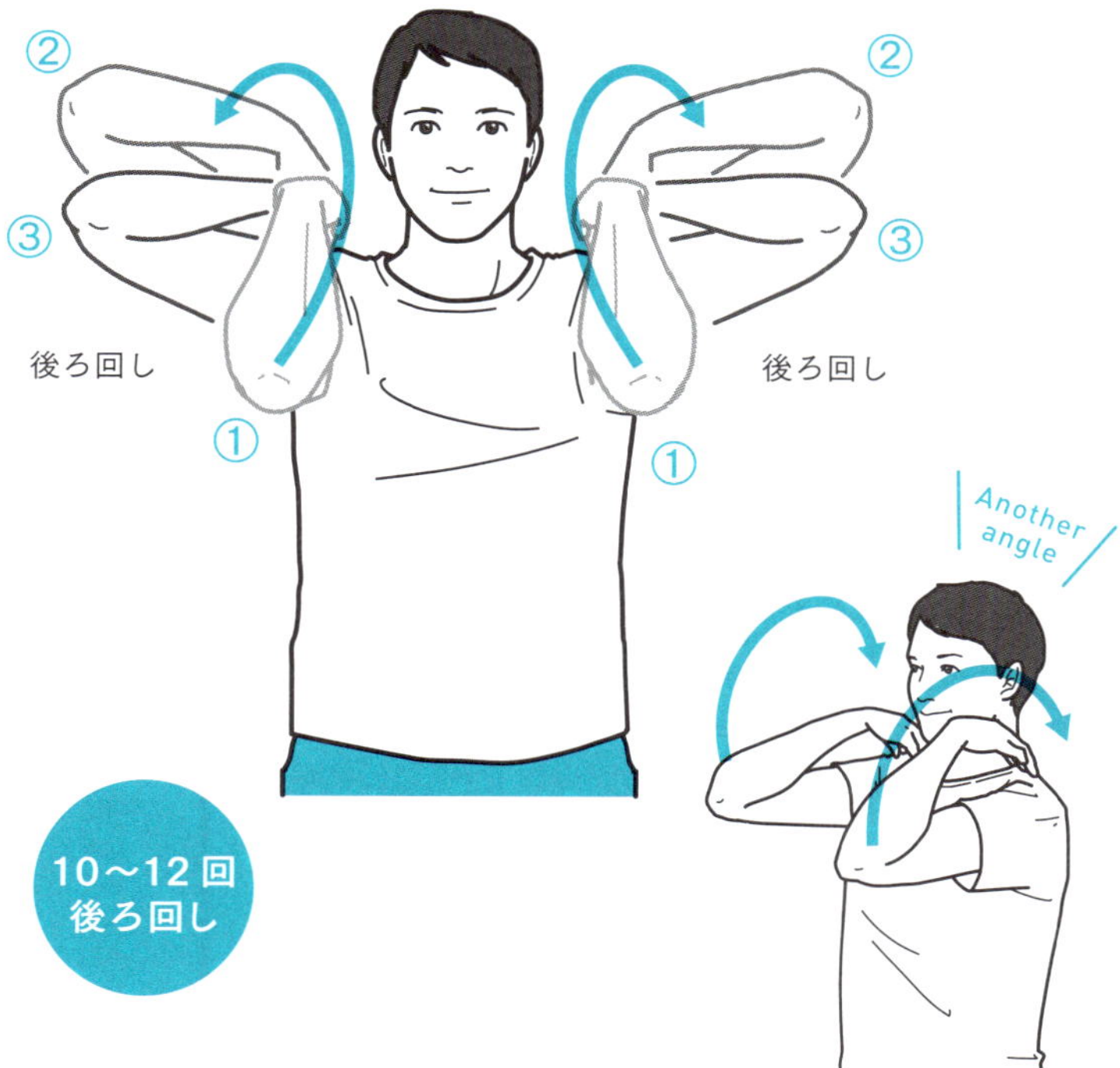

肘を曲げ、右手は右肩に、左手は左肩に軽く置く。
胸を開いて、**前から後ろ**へ、両腕を10〜12回ほど回す。肩甲骨を中心に寄せるようなイメージ。立っていても座っていてもOK。

さい。そうすると、開いた肩甲骨を効率よく寄せることができます。
この肩甲骨ムービングで、四十肩や野球肩の悩みも軽減します。

「腰痛」は〝体内の圧力〟を高めて解消する

肩こりと並ぶ不調が**「腰痛」**。

ヘルニア、ぎっくり腰、単に張っている状態……など、深刻な疾患から慢性的な痛みまで様々ですが、放置するのは「疲労マネジメント」上、あまりに危険です。

腰の痛みの原因は思わぬところにあることも多く、たとえば座ってばかりいると、太ももの裏側の筋肉「ハムストリング」が硬くなります。それに引っ張られる形で骨盤が傾き、背骨に沿って付いていて体のバランスに大きく関係する「脊柱起立筋」が骨盤に引っ張られて伸びてしまいます。すると、腰と体の中心がどんどん歪み、腰の負担が増すことに。

そもそも腰は、あらゆる歪みのしわ寄せを、一生懸命にカバーするポジション。そんな腰に痛みが出るのは、「現場」と「社長」をつなぎ、つねにトラブルをフォローする、会社で一番頼りになる「本部長」が長期病欠になるようなものです。全身のバランスが総崩れしかねない、危険な状態といえるでしょう。

座りっぱなし世界一の日本は、「慢性的腰痛」を抱えている人がたくさんいるはずです。そういう人はぜひ、**対症療法としてもIAP呼吸法**を行いましょう。81ページの方法で、デスクで簡単に行えるはずです。

腹圧を高めると脊柱が安定するので、ダイレクトに腰に効きます。スタンフォードの野球選手たちのひどい腰痛を解消した、確かな方法です。

また、急な腰痛や、「今日はとても痛くて立てない」という場合も、応急処置としてIAP呼吸法を試してください。すると、「反っていた腰」でも「丸くなっていた腰」でも、脊柱が安定して腰の位置が正しく整いはじめます。

横隔膜とほとんどの筋肉は連動しているので、IAP呼吸法で横隔膜を動かすと、固まった状態の腰回りの筋肉にも刺激を与えることができます。通常のIAP呼吸法より長めに10秒ほどかけて息を吸い、全身をリラックスさせて10秒かけて息を吐きましょう。これを何回かくり返すと、痛みが少しやわらぐはずです。

腰を痛めた場合、たいてい筋肉がけいれんして硬直しているので、痛いからといってそのままにしておくと固まってしまい、ますます本来の腰の状態から遠のきます。

IAP呼吸法を行い痛みを抑えたら、あえて体を動かしてみましょう。

無理をせず、まずはゆっくりと歩いてみてください。腰痛に限らず、**ダメージを負った際は、無理のない範囲で体を動かすことが早期回復への近道**です。

眼精疲労を30秒で取り除く「目の筋膜リリース」

最後は**「目の疲れ」、眼精疲労**です。

「目が疲れた」という人は、「眼球にトラブルを起こしている人」と「目の周りの筋肉が疲れている人」の大きく2つに分けられます。

前者であれば専門医の診断を受けるのが一番ですが、後者であれば、**目の周りの筋肉「眼輪筋」を包む「筋膜」をほぐすと、すぐにスッキリ**します。

目の周りの筋肉にほんの30秒アプローチするだけで、目のしょぼしょぼした感覚をやわらげることができるのです。

全身の筋肉は、「筋膜」という薄い膜に包まれています。筋肉がスムーズに動くに

眼精疲労を解消！「目の筋膜リリース」

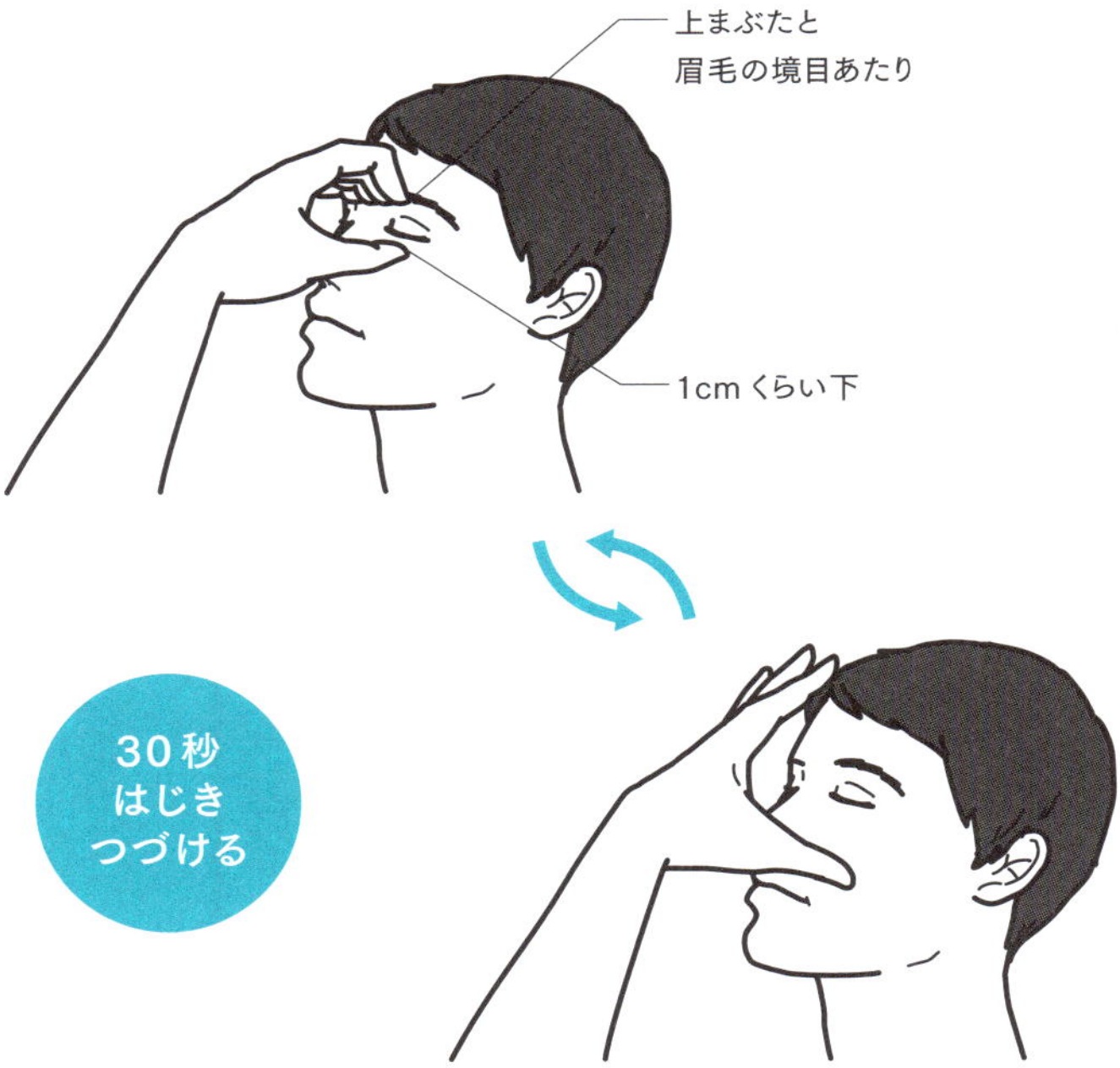

目を軽く閉じて、爪の付け根側で、眼輪筋（目の周り）を軽くはじく。力を入れずに、「上まぶたと眉毛の境目あたり」を親指以外の指で、「下まぶた付近」を親指で30秒ほどはじきつづける。片目ずつでも、両目一緒にやってもOK。

は、この筋膜が柔らかくなっていることがとても大切。

眼輪筋も筋膜に包まれているのですが、**目が疲れている人の場合、眼輪筋の周りの筋膜が固まっているケースが大半**です。そこで筋膜をほぐす「筋膜リリース」をすると、眉毛につながっている眼輪筋の緊張が解けて楽になります。

視界がスッキリして、とても楽になるので、デスクワークが続く日は、私もよく実践しています。

アスリートが実践するダメージ療法「アイス・ヒート」メソッド

スタンフォードのダメージ対処「冷温」マニュアル

ケガなど、外部からの力によってダメージを負ったときの回復法についても、アスレチックトレーナーという立場上、お伝えしておきたいと思います。

もちろん、ケガ以外のダメージにも応用できる回復法なので、ぜひ「仕事から帰ってきてクタクタ」というときに試していただければ、と思います。

ジョギングなどのスポーツを楽しむ人が、ここ数年とても増えましたが、そういう人の疲労には、ちょっとしたケガや痛みを伴うことが珍しくありません。

ケガに対して、私たちは**「アイス・ヒート」メソッド**というものを用いています。

簡単にいうと、痛みが発生した箇所を「冷やして、温める」という対症療法で、まずは「アイス」。「練習中の打撲」「急に腰が動かなくなった」という**急性のトラブルの処置はアイシングが基本**です。なぜなら、ケガとは炎症を起こしている状態であり、皮膚の外側は大丈夫でも内側は必ず出血しているから。そこで、すぐに冷やして炎症を抑え、止血する必要があるのです。

そしてアイスの次は「ヒート」。ダメージを負ってからある程度時間が経過し、人体に備わった**自然治癒のプロセスが始まったら、温めを開始**します。

ケガを治すには「血液」と「血液によって運ばれる栄養」が必要なので、温めることで血流を促進し、回復を早めるのがねらいです。一時的に、多少痛みが強くなることもありますが、治ろうとする体の力を優先してヒーティングを続けます。

ケガにも有効な「アイス・ヒート」メソッドは、疲れの解消にも効果があります。

なぜなら、**歩きすぎ、走りすぎによる「疲れた体」は、ケガよりは軽いけれど炎症を起こした状態**だから。

働いている人が日中患部を冷やしたり、温めたりするのは難しいと思うので、「今日は足を酷使した」という日は、夜に冷やして温める「夜間アイス・ヒート」メソッドを行い、日中負ったダメージを効率よく解消していきましょう。

体の調節機能に即した「48時間回復法」

「アイス・ヒート」メソッドの秘訣は、**「生理学的な人間の回復プロセスに準じたタイムマネジメント」**です。

きちんと時間を計りながら、この回復法を実践しましょう。時間を守ってこそ、人の体の仕組みに基づいた「ベストな科学的アプローチ」となります。

注意すべき時間は、次の2つです。

①ケガをした直後～24時間

大ケガでない限り、人間の体の中では、**ケガをしてから24時間後くらいまでが痛みのピーク**です。この間は、コールドスプレーや冷湿布などで、しっかりと「冷やす」ことに注力します。

痛みのピークとなるケガをしてから24時間後までは、「アイスの時間」と覚えておきましょう。

②24時間経過後～48時間

ケガをしてから24時間後を境に、体は自然治癒のプロセスに入ります。

人間の体はよくできていて、血液によって、回復に必要な栄養やホルモンを運んだり、傷ついた部分の老廃物をせっせと運び出したりします。36～48時間が経過すると、痛みはかなりやわらいできます。

そこで**痛みのピークを超えた24時間後を目安に、冷やすのをやめて温湿布や入浴、サポーターなどで「温め」にモードを切り替えましょう。**

ケガをしてから24時間が経過したら、「ヒートの時間」の始まりです。

「アイス」から「ヒート」へ切り替える際、**正確に時間を計る**ことを心がけてください。「直後は冷やして、24時間たったら温めてください」と言うと、なぜか人は「眠って起きた翌日から温めるんだな」と解釈してしまうようです。

しかし、ケガをした翌朝というのは、一番腫れていたり、ケガをした当日より可動域が狭まっていたり、何より一番痛みが強かったりします。

それは、**眠って起きた「次の日」というだけで、実際にはケガをして半日程度しか経過していないことが多い**から。それなのに「(日付上) 1日たったから温めよう」と判断すると、回復が遅れてしまいます。

大学スポーツの試合は観客もかなり入るので、基本的に試合が行われるのは夜。20時半に負ったケガは、翌朝はまだ相当に痛むので、冷やしつづけます。

冷やすことのメリットには、炎症を抑えるほかに「痛みを麻痺させる」というものもあります。ひどいケガではない限り、ある程度動かしたほうが、回復が早くなるのは前述の通り。

痛みは「48時間」で対処する

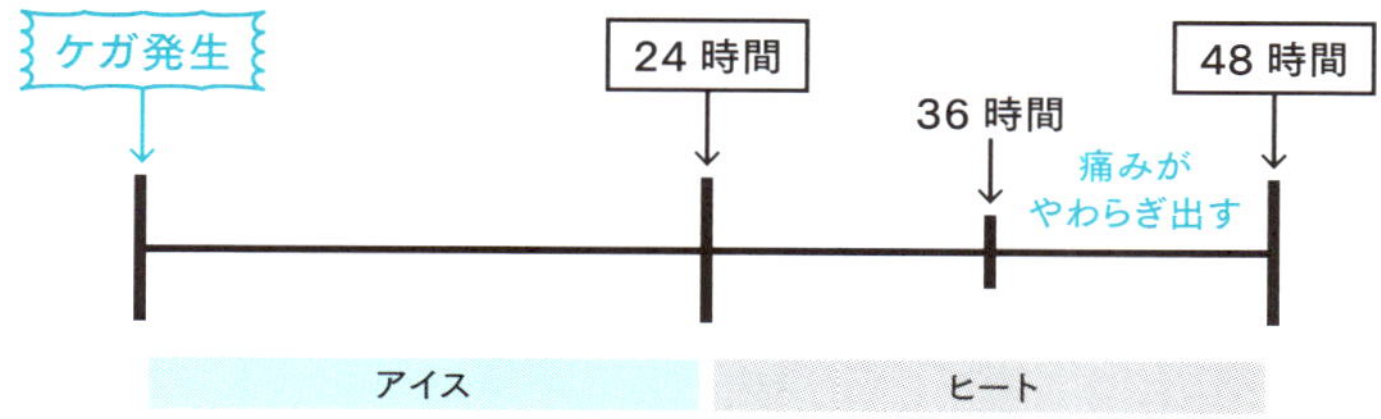

アイシングで痛みが弱まったら、「歩く」などの軽い運動を

伸び縮みをくり返すのが筋肉の自然なありかたなので、動かさないとどうしても筋肉は固まってしまいます。

そこで、アイシングで麻痺させて、あえて少し歩いてみると回復が多少早まる、というわけです。

「冷凍グリンピース」で即回復

炎症や痛みを「アイス」で抑えて、回復を「ヒート」で促す。

このメソッドを「歩き疲れ」に応用するなら、次の要領になります。

「今日は一日中歩き回ってクタクタだ」という日は、帰宅後すぐに足をアイシング。15分ほど「アイスの時間」をとります。

15分後、氷嚢《ひょうのう》などを外しても皮膚はまだ冷えています。触ってみていつもの温かさに戻ったら、40℃前後で約10分入浴しましょう。ケガと違って24時間待つ必要はありません。入浴が「ヒートの時間」になります。

これだけでかなり足の疲れが解消され、翌朝が楽になるはずです。

とはいえ、アイシング用の氷嚢を常備している人はあまりいないでしょう。購入してもいいのですが、そんなにしょっちゅう使うものではありませんし、保管する場所も必要です。

そこで、氷嚢の代わりに準備しておくと便利なのが、**「袋に入った冷凍のグリンピース」**。冷凍庫に常備しておき、袋のまま患部に当てて、ラップで固定しましょう。ラップは包帯代わりになりますし、慣れない人でもしっかりと固定できて便利です。足の疲労だけでなく、捻挫や打撲傷にも使えます。

袋入りのロックアイスはごろごろして患部に密着させるのには適しませんし、家庭に大量の氷がつねにあるかどうかは微妙なところ。

その点、「グリンピース」「コーン」「チャーハン」などの冷凍食品は巻きやすく、使い勝手抜群。何より袋のまま使えば、その後調理して食べることもできるし、非常食にもなるので、おすすめのアイシング・アイテムです。

超リカバリー法「回復浴」の効果を徹底検証！

スタンフォード式「回復浴」とは？

アイス・ヒートメソッドに関連して、最近話題になっているのが、**「冷水」と「温水」に交互に浸かる「交互浴」**。

じつはスタンフォードでは、早くからこの交互浴を回復メニューに取り入れていて、その実態を少し紹介したいと思います。

スタンフォードのトレーニングルームには、選手たちの治療のためのバスタブが2つあり、一つは「冷水」で、一つは「温水」。この2つを使って「アイス」「ヒート」の交互浴を次の要領で行い、体のダメージを解消していきます。

「12分」までに終える

練習直後で疲れている選手や、調子が悪かったりする選手は、まずクールバスに入ってほてった体をクールダウンします。運動直後は体が熱く、また開いている毛穴を閉じるためにも水温は10℃くらいに設定しています（ホットバスの設定は約36℃）。

2、3分間クールバスに入ってから、「ホット60秒、クール60秒」の2分間1セットの交互浴を4、5回くり返し、最後にクールバスに2、3分ほど入って終了します。

交互浴の効果は、主に2つあります。

第一に、**血管の収縮と拡張がくり返されることで血流がよくなる**こと。

血流がよくなれば、疲れたり傷ついたりしている筋肉により多くの栄養が運ばれて早期回復につながります。また、細胞に溜まった疲労物質も、血液によって取り除かれます。

第二に、**自律神経のバランスが整う**こと。

温めたり冷やしたりすると、自律神経が効果的に刺激されることが判明しています。そうやって自律神経を整えると、全身にリラックス反応が発生し、ストレスによる「脳（中枢神経）の疲れ」も軽減します。

実際に、交互浴を行った選手たちはみな「体が楽になる」と言い、交互浴にはまり出す選手もいるほどです。

交互浴に関しては研究が行われている最中で、現時点での知見を統合すると、「単に休むよりは、**温冷浴には疲労軽減の効果がある**」「冷水浴、温冷浴ともに効果あり。ただし、**体感的な『疲労回復感』は得られるが、筋肉痛には直接的な効果はなさそうだ**」「温浴と冷浴をくり返した結果、**12分までなら効果あり**」となっています。

現エビデンスでは「シャワー×半身浴」が〝最適〟とされる

スタンフォードで行っている回復「交互浴」は、日常の疲れにも応用できます。

バスタブを2つ用意するのは難しいと思いますので、「シャワー」を利用して行いましょう。

まず、バスタブに、37〜38℃のお湯を溜めておきます。

全身浴、半身浴、どちらでも効果は得られるようですが、エビデンスを見る限り、「心臓への負担」を考慮して**「半身浴」**をすすめる意見がやや多いようです。

そして、次の手順で、「アイス」から回復アプローチを始めましょう。

日常レベルで完全再現！「スタンフォード式 スーパー回復浴」

交互浴を実践する前に、350ミリリットルのペットボトルに水を入れ、その半量（コップ1杯分くらい）の水を飲みましょう。交互浴は、意外と水分を消費します。脱水症状を防ぐため、あらかじめ水を摂取してください。

水を飲んだら、いよいよお風呂です。

まず、冷水シャワーを1分ほど浴びてから、「バスタブに30秒、冷水シャワー30秒」の1分間1セットの交互浴を約10回くり返し、最後に冷水シャワーを1分ほど浴びて終了します。

終了後、ペットボトルに残った水を飲み干して水分補給したら完了です。

家庭で行う「スタンフォード式 スーパー回復浴」

1	お風呂に入る前に、水が入った350ミリリットルのペットボトルの半量を飲む（コップ1杯分）
2	1分ほど、10～15℃のシャワー（冷水シャワー）を浴びる
3	37～38℃くらいのお湯に30秒浸かる
4	冷水シャワーを30秒ほど浴びる
5	3 4 を10～12分ほど、回数にして約10回くり返す（水分が失われるので、それ以上はNG）
6	最後、冷水シャワーを1分ほど浴びて入浴終了
7	お風呂から上がったら、1 の残りを飲み干して完了

！ くれぐれも「12分以上はNG」「入浴前後でコップ1杯分の水を飲む」ことを忘れずに

「12分までなら効果あり」とされていたように、長風呂をすると、疲れを解消するための入浴がかえって逆効果となるので注意してください。

長すぎると、水分が多量に失われてしまうためです。

また、熱いお湯に長時間入ると、夜間でも交感神経が優位なままの状態が続きます。

これだと、「疲れたからお風呂に入って寝よう」と思っても、余計に眠れなくなってしまうのでご注意を。

究極の修復レベルで眠る「睡眠回復術」

「ただ寝るだけ」を「極上の回復時間」にする

最後に、回復率を高めるために欠かせない生活習慣を取り上げたいと思います。

それは**「睡眠」**。

私は、スタンフォードで担当している選手たちに、毎日、「睡眠時間」を自己申告させています。

「何時から何時間寝たか」、そして前述のバスケットボール選手にやってもらったように「起床時の疲れの自己感覚」を数値化したものを、ホワイトボードに書いてもらうのです。

その結果、睡眠と選手たちのパフォーマンスの関係がわかってきました。

眠れていないと疲労の申告数値も高い傾向にあり、パフォーマンスにいたっては到底「ベストな状態」とはいえない惨状だったのです。

たとえば、あるバスケットボール選手は、前日の試合では20点も得点したのに、次の試合では3点しか入れられていない、ということがありました。

相手のマークがきつくなったということもあるかもしれませんが、それにしても明らかに前日より動きが鈍い。

すると、試合後、その選手が「疲れた」と言いながらトレーナー室に入ってきました。聞くと、前日よく眠れず、体にどこか重い感覚を引きずっていたとのこと。

いつでも高いパフォーマンスを出せる状態にまで、練習に練習を重ねてきた選手たちだからこそ、「寝不足」という練習以外の要因でパフォーマンスが目に見えて落ちるのでしょう。

いずれにせよ、「寝ていない」と報告するのは選手にとって恥ずかしいこと。**「睡眠も大切な自己管理の一環だ」**という認識が、彼らには浸透しているのです。

眠らないと「スタミナホルモン」が1・5割減る

睡眠とパフォーマンスに関しては、世界中から驚きの報告が上がっています。

イギリス・ラフバラー大学のルイス・レイナー氏の2013年の研究によれば、**1日5時間しか寝ていないと、テニスのファーストサーブの成功率は、平常時と比べて25％落ちる**ことがわかっています。

また、ブリュッセル自由大学のレイチェル・レプラウト氏の研究では、**1日5時間睡眠を1週間続けた男性は、テストステロンの分泌率が10～15％減少**すると報告されています。

テストステロンは男性ホルモンの一種で、筋肉増強や疲労回復にも影響する働きがある、アスリートにとってはとても大事なホルモン。つまり、テストステロンの分泌が減ると、試合中のパフォーマンスにも、試合前・試合後のコンディショニングにも影響が出る、ということです。

カーネギー・メロン大学とピッツバーグ大学メディカルセンターの共同研究による

と、風邪のウイルスにさらされた際、7時間以上の睡眠時間の人が風邪をひく確率が17・2％に対して、**5時間以下の睡眠では45・2％に増加**。

また、**5時間睡眠だと糖分の代謝が30〜40％下がり、太りやすくなる**こともわかっています。

ロジャー・フェデラーとウサイン・ボルトの「睡眠時間」とは？

超一流と呼ばれるアスリートの中には、いわゆる「ロングスリーパー」が何人もいます。

たとえば**テニスの絶対王者ロジャー・フェデラーは、1日12時間睡眠**。

陸上競技で活躍した**ウサイン・ボルト、バスケットボールの王者レブロン・ジェームズも、やはり睡眠時間は12時間**前後とかなり長めです。

カリフォルニア大学サンフランシスコ校が「アスリートと睡眠時間の関係」を調査した研究では、**「睡眠時間が長ければ長いほど、選手としてのキャリアが長い」**という結果も出ています。

現役生活を長く続けられるのは、それだけケガや故障、疲労による不調が少なく安定した成績が収められるということでもあります。

ベテラン選手は、リカバリーの鍵を握る「睡眠の貴重さ」を身にしみて知っていて、眠りこそが選手生命を長くすると本気で考えているため、このような傾向が見られるのだと思います。

超人のように眠る——「睡眠4原則」

この事実を受け、私はスタンフォードの選手たちに、**最低でも「7時間」**は寝るように言っています**（どんなに短くても6時間）**。数々の研究で明らかにされているように、睡眠の量と質をしっかり確保することは、選手のコンディションを整えるうえで欠かすことはできないからです。

ただし、あまりに縛りをきつくしても、今度は面倒くさがってやろうとしないので、彼らに伝えているのは眠りの質を下げないことを重視した基礎的なことばかり。枕や寝具、寝るときの格好などは好みの問題という側面が強いので、個人に任せています。

彼らに伝えている基礎情報は、次の4つです。

①「夜更かし」も「早寝」もしない

「就寝時間」「起床時間」「睡眠時間」は極力変えずに固定します。たまに寝坊をしてもせいぜい1、2時間にとどめるように言っています。これは、体のリズムをできるだけ一定にして、「疲れやすい体」への入口を作らないため。

また、**「いつもの就寝時間の2時間前」は「もっとも眠りづらい」**とも言われているので、極端な早寝もしないように指示しています。

②「週末」に体内時計を狂わせない

前述したように、寝溜めというのはできるものではありません。眠りを前もって「貯金」することは、不可能なのです。

また、睡眠には**「崩れるときは簡単に崩壊するが、元に戻すのは大変」**という特徴もあります。

それどころか、昼過ぎまで寝たりすると、体内時計のリズムが狂うので、「疲れているからいつも以上に寝る」と、回復上、逆効果になることもあります。

週末、いつもより長く寝るとしても、「1～2時間くらい」にとどめましょう。

③「ベッドに入る90分前」までに入浴

交互浴の際、眠りの質を考えて、選手たちに注意していることがあります。

それには、**「就寝直前の交互浴」は避ける**こと。

交互浴に限らず、バスタブに浸かるなら、**寝る90分前**までに済ませましょう。

バスタブに浸かると、なかなか上がりにくい深部体温（体の内部の体温）が上昇します。**深部体温は「上がるとより下がる」性質があり、この下がったタイミングで人は眠くなります**。

約40℃のお湯で15分入浴した場合、上がった深部体温が元より下がるのに要する時間は約90分。つまり、入浴90分後のタイミングでベッドに入っていれば、寝つきがよくなるということです。

反対に、就寝直前に入浴すると、深部体温が上がっている中で眠ろうとすることになり、寝つきが悪くなります。この場合はシャワーで済ませましょう。

④就寝前に「お腹を膨らませる」

予防法として102ページでも記しましたが、対症療法としてもベッドに入る前に

IAP呼吸法を2、3回行い、横隔膜を動かして腹圧を高めてから眠りにつくことをアドバイスしています。

前述したように、横隔膜には自律神経が集中しています。横隔膜を動かしてから眠りにつけば、**就寝中に副交感神経が行う「回復作業」をサポート**でき、睡眠の質を上げられる、というわけです。

「パワーナップ信仰」から卒業しよう

日本のビジネスパーソンに、しばしばこんなことを聞かれます。

「シリコンバレーでは、〝パワーナップ〟という仮眠タイムがあるんでしょう？」

みな口を揃えて「うらやましい」と言いますが、私の個人的な感想としては、**パワーナップは巷で言われているほど実施されていない**のではないでしょうか。

シリコンバレーの最先端企業で働く人々は、激しい競争と、刻々と変化する状況でビジネスをしていますから、のんびりしている余裕はありません。いわゆる「ブラック企業」でなくても、自分の意思で長時間労働をする人も決して珍しくないのです。

成果が出なければ即座に解雇される会社もごく普通に存在するので、シリコンバレーのビジネスパーソンも、それほど優雅には過ごせない。

これが、卒業生から話を聞いたり、彼らの姿を見たりして素直に抱く感想です。

私は毎年帰国時に日本の大学で講義をするのですが、あまりにも寝ている学生が多くて仰天しました。全米の大学を調べたわけではありませんが、少なくともスタンフォードには講義の間、居眠りしている学生は一人もいません。

学生だけでなく、電車の中で眠る人たち、会議でうとうとしているビジネスパーソン……「昼寝社会」なのは、アメリカよりもむしろ日本のような気もしてきます。

それでも疲れている人が多い日本の状況を思うと、**「昼寝で疲れは解決しない」**と感じます。

「量の確保は最低限」と思わざるを得ない〝未公開データ〟

2017年にスタンフォードで行われた、628名のアスリートを対象にした未公開の睡眠調査があります。

628名のうち、「月曜日から金曜日まで、7時間以上眠っているアスリート」は39・1％。やはり、しっかり7時間以上眠っているのは少数派で、彼らは睡眠をとても大切にする、自己管理能力が高い〝エリート〟にも見えます。

そんな「睡眠優等生」の彼らが、その他約6割の「睡眠時間が7時間未満」の人たちより疲労度は低いかと思いきや、何と**「7時間以上眠っている」アスリートのうち、51％が慢性的な疲労感を抱えている**との結果が出たそうです。

「ただ眠るだけでは、疲労感からは完全に逃れられない」――そんな皮肉な結果のようにも映りますが、違う視点でみれば**「7時間以上眠れていない人たちは、もっと疲れを感じている」**ことが十分予想されます。

実際、「睡眠時間が7時間未満の人」も調査に含めると、「いつも、いつも疲れている」人の割合は62％に増加するとのこと。

というわけで、量の確保は最低限。

「量」をしっかり確保したうえで、寝る前にIAP呼吸法をしたり、就寝90分前までに交互浴を済ませたりして「質」を高めていくのが、疲労回復を図る賢明な方法といえるでしょう。

見てきたように、対症療法的なリカバリーには、様々な手段があります。

疲労は積極的にマネジメントしなければ、いつまでたっても「疲れた」が口癖のまま。ぜひ、あなたの生活スタイルに合ったリカバリー法を取り入れて、疲れを感じたら手を打っていきましょう。

さて、「予防法」「回復法」と並んで、ぜひインプットしたいのが、体を作る**「食」と「疲れ」についての知識。**

体内に取り入れる「食」や「飲み物」が、よくも悪くも私たちの体を内側から形成しているのは疑いようのない事実です。

すなわち、疲れない〝体〟を作るうえで、「食」も避けて通れないテーマの一つ。

スタンフォードの学生アスリートたちがどのような食事を取っているかをベースに、次の3章では疲れない食事術について取り上げたいと思います。

3章

抗疲労体質になる一流の食事術

──「体内に入れるもの」であなたの回復力は変わる

スタンフォードのニュートリション・メソッド

食事で「体のジャンル」が変わる

スタンフォードには、「スポーツ医局」のほかに、2015年に「スポーツ栄養局」が設立され、**専任のニュートリショニスト（栄養士）**が在籍しています。

彼らの仕事は、主にアスリートたちの食事面のサポート。

たとえば、トレーニングセンターの売店（無料のスナックスタンド）にどんなスナックを置くかは栄養のプロである彼らが決定します。エナジーバー、フルーツ、プロテインドリンク、ナッツなど、アスリートの「パワーアップ」と「疲労回復」に役立つ食品を、彼らは厳選して配置しています。

また、選手によっては、専用の「おやつメニュー」が用意されていることもあります。自分の番号を告げれば、すぐに栄養士が考案したその人専用のドリンクとスナックが出てくるようにデータ管理されているのです。

たとえば、アメリカンフットボールやバスケットボールは、体が大きいほうが有利なスポーツなので、プロテインバーやチーズ、タンパク質を豊富に含むスムージーなど「筋肉を大きくするためのスナックやドリンク」を、練習終わりやウェイトトレーニング後に取れるようになっています。

反対に、クロスカントリーのような、筋肉量を増やしすぎるとタイムが落ちてパフォーマンスに差し支える選手は、バナナ、ドライフルーツ、シリアルなどの「体を絞るためのスナック」を用意してもらっています。

この章では、そんな**スタンフォードのアスリートに提供する食事の「エッセンス」を取り上げながら、疲れに効く食べ物と、食べ方のポイント**を紹介します。

もしかすると、すでに膨大な知識をインプットしていて「こんなの知っている」という人もいるかもしれません。そうした人へのアドバイスはただ一つ。

完璧にやろうとしないことです。

食に限らず、何事もストイックになりすぎるとストレスが溜まるので、それはそれで疲れの元。また、知識ばかり入れて頭でっかちになると、いざ実践というときに

「面倒くさい」「できない」となる危険もあります。

そして、何より食事は「楽しんで」味わうもの。

極力シンプルにお伝えしますので、ざっくりと基本を理解し、**「ときどき思い出せばOK」**というスタンスで見ていきましょう。

あなたの体を「完全鉄壁」にする

常時800〜900名の学生アスリートを抱えているスポーツ医局は、2015年に「アスリート専門の食事施設」を開設しました。

基本的には、全アスリートがそこで、アドバイスされた通りに朝昼晩、**良質のタンパク質**（不足すると筋肉が弱まり、内臓の働きも低下）や**炭水化物**（食物繊維、糖質）、リカバリーするうえで味方につけたい**ビタミン**などをバランスよく取れるようになっています。

学年が上がると、寮を出てルームシェアをして暮らしたがる学生もいるので、彼らのために「栄養士主催のクッキング教室」が開かれることもしばしば。

手軽に電子レンジで解凍して食べられる冷凍物やジャンクフードばかり食べて大切な体を傷めないために、自分自身で体によい料理を作れるよう指導するためのプログラムです。アスリートを育成するうえで、いかに食が重要視されているか、おわかりいただけるのではないでしょうか？

選手たちの強靭な肉体を形成し、支えているのは、元を辿《たど》れば「食」です。**食によって彼らのパフォーマンスも、パフォーマンス後の疲労回復率も変わってきます。**

疲れには、「脳神経由来の疲れ」と「筋肉の疲れ」があると書きましたが、もう少し正確に分類すると次の3つに分けることができます。

脳神経由来の疲れ
筋肉の疲れ
内臓の疲れ

実感する機会は少ないかもしれませんが、「内臓」も、何も手を打たなければ確実にダメージが積もって疲れていきます。

体を動かしたり、IAP呼吸法をしたりすることで脳と筋肉の疲れにアプローチすることはできますが、内臓、つまり**胃腸の疲れに何より影響するのが「食」**。

もちろん、食は脳や筋肉とも切り離せない関係にあるので、食について考えることも、アスレチックトレーナーの大事な仕事です。

「何を食べるか、いつ食べるか、どう食べるか」

疲れない体を完璧に作るためにも、この3点を私たちは徹底的に意識しています。

強靭なアスリートの肉体を支える「朝の食事術」

「ビタミン」と「タンパク質」をマストに摂る

スタンフォードの栄養士は、主に栄養の面で医学的なサポートが必要な選手のケアをします。

たとえば、女子選手に多い「摂食障害」や「鉄分不足」による貧血。また、体を絞るランナーも、栄養士がきめ細やかにフォローして体重の減りすぎに気を配ります。

栄養士の人数は限られているので、アスレチックトレーナーも、食のアドバイスができる知識をもっていなければなりません。

そこで、数か月に1度、様々な職場で働く栄養士をスポーツ医局に招き、半日講義をしてもらう機会を設けています。アジアやヨーロッパの栄養学の研究者を招くことも多々あり、食に関する知識を蓄え、更新しています。

そもそも、スタンフォードは、資金が潤沢な私立大学です。

とくにバスケットボールやアメリカンフットボールのような人気競技だと、遠征の移動はチャーター便の飛行機、宿泊は「ヒルトン」や「JWマリオット」などの一流ホテルであることもしばしば。

快適な移動や宿泊は、コンディショニングという点で一見アドバンテージのように見えますが、食事に関しては**「いいもの」になりすぎない**よう、気をつけなければいけません。

私はチームの遠征日程が決まると、すぐにホテルに電話を入れ、滞在中の食事メニューをレストラン担当者と相談します。

大人数なのでビュッフェ形式が多いのですが、何を用意するか、決してホテルに任せっきりにせず、朝、昼、晩の全メニューをあらかじめ指定しておくのです。

豪華で高カロリーな脂ののったサーロインステーキより、トリ胸肉のほうがアスリートには「ごちそう」ですし、アスリートに必要なのは、甘くておいしいパンケーキより栄養豊富な新鮮野菜やフルーツです。疲労回復に欠かせない**「ビタミン」と「タンパク質」が取れる食材は、必ずリクエスト**しています。

「ゴージャス」より、「シンプル」で「ヘルシー」。

これが一流アスリートの食事の基本であり、栄養士と我々アスレチックトレーナーが共有している「シンプルな方針」です。

「朝食抜き」は三食中一番〝やばい〟

「朝食は食べたか？　食べたなら、何を食べたか？」

疲労感を免れない「血糖値スパイク」の恐怖

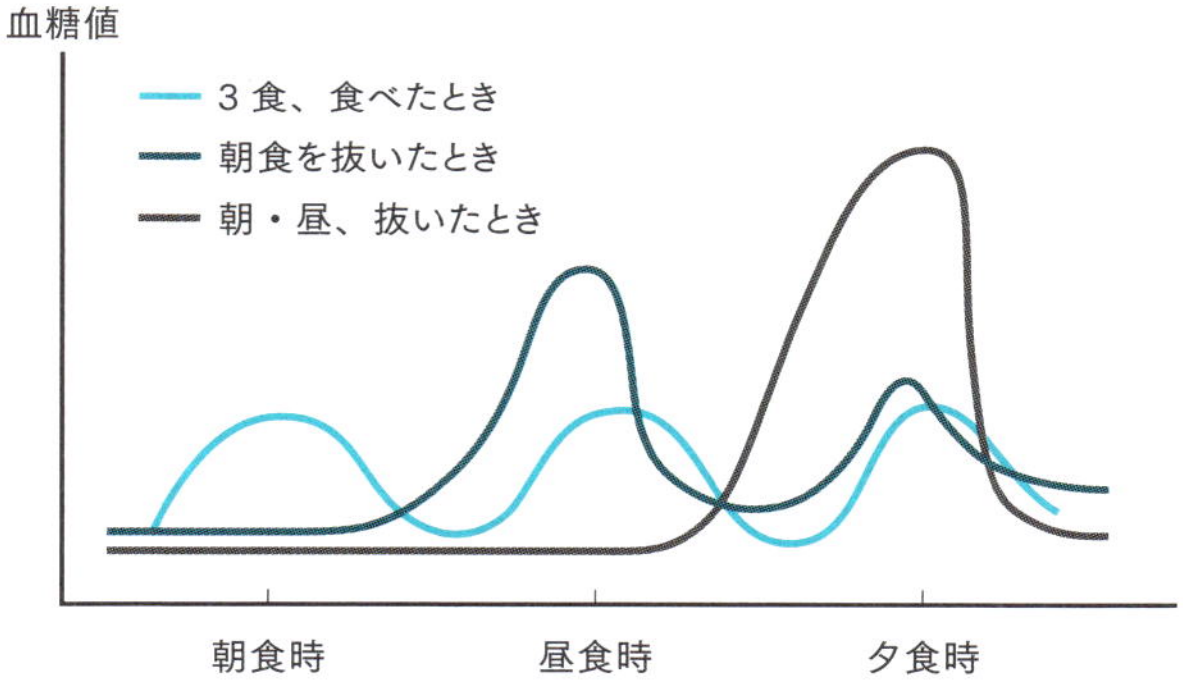

食事を抜けば抜くほど、「血糖値の乱高下」は激しくなり、疲労度も上がりやすくなる

私は選手たちに、日頃から朝食について報告させています。10年以上担当したバスケットボールチームでは、休日などで報告の時間が取れない日は、朝食べたものを逐一メールするように言っていたほどです。

「朝食」を取るか取らないか、そして朝何を食べるかで1日のパフォーマンスや疲れ具合がまったく違ってくるため、このような指導をしていました。

とくに危険なのが、朝食抜きで起こる**「血糖値スパイク」**。

朝食を抜いてトレーニングをすれば

お腹が空くので、ランチを必要以上にたっぷり食べることになります。

人間の血糖値はつねに小さく上下しているのですが、空腹のあとに大量に食べると血糖値が極端に急上昇し、その後急降下することに。

これは「血糖値スパイク」と呼ばれる現象で、糖尿病や心臓病にもつながるとされています。

若い選手たちがすぐ生活習慣病になるわけではありませんが、**血糖値の急な乱高下は眠気や疲労感の元にもなる**ので、チーム内では朝食抜きを厳禁にしています。

「その日のエネルギー」をチャージできるのは朝食だけ

朝食を取らないと、**「体温が上がりにくくなる」というデメリットも発生**します。

人の体温は、「就寝前〜就寝中」にかけて低くなり、反対に「起床前〜覚醒時」は高くなる、というリズムがあります。

しかし、朝食を抜くと、本来なら日中に向けて上がるはずの「体温上昇」が朝食を食べたときに比べてゆるやかになり、パフォーマンスが上がりにくくなるのです。

さらに朝食は、**その日の活動に際しての「エネルギー源」になります。**

朝食前最後に食べた「前日の夕食」は、寝る前、もしくは夜間に消化され、体の修復や修繕にあてられることに。

そこで、その日の活動の源となるエネルギーは、朝のうちに体に入れておかないと「エネルギーがない状態」で午前中の仕事を迎えることになります。

食べずに活動することは、疲労を手繰《たぐ》り寄せているようなものなのです。

朝食を抜くのは、「夜間充電できず、朝、電池が減ったままのスマホ」で昼まで乗り切らなければいけないのと同じ状況。

「もっとも脳が冴える」とされる午前中にフルパワーを出せないのは、ビジネスパーソンにとって大きな痛手でしょう。

朝食は「時間」を固定する

また、午前中であればいつでも朝食を食べていいわけではなく、**「朝食の時間」はできるだけ固定**しましょう。

睡眠同様、時間を固定すれば生活のリズムができ、回復に大きな役割を担う自律神経が整います。それに、朝は予定が入らないことが多いので、**朝食は3食の中で一番時間を固定しやすい食事**です。

さらに朝食の時間を固定することで、起床時間も固定されるという好循環が生じ、生活リズムが整いやすくなる、という副次的なメリットもあります。

ただし、「ぎりぎりまで寝ていても、朝ごはんは食べました！」というのも避けたいパターン。**時間がないと早食いになり、これまた疲労を招く「血糖値スパイク」の原因**になります。

朝から疲れないためにも「朝食の定時」を決めていただきたいと思います。

「レギュラー」を食べる

スタンフォードの遠征先の朝食メニューは、それほど特殊なものではありません（とくにビュッフェ形式のメニュー）。

基本

- 高繊維質なシリアル（新鮮なフルーツと低脂肪ミルク、もしくは豆乳かライスミルクと一緒に。食物繊維は血糖値の上昇をゆるやかにしてくれる）
- 低脂肪プロテイン・シェイク（フローズンフルーツを混ぜて）
- 高繊維質なトースト、もしくはベーグル（全粒粉やライ麦などを使用した「茶色い」もの。スプーン約1杯のピーナッツバターを添えて）
- プロテインバーとヨーグルト、もしくは牛乳1杯

＋

ビュッフェ形式

- 卵、ベーコン、ソーセージ、ハム
- フレッシュフルーツ
- ハッシュドポテトのような付け合わせのポテト
- オートミール
- チーズと牛乳

卵や加工肉製品を用意しているのは、タンパク質を取るというより、アメリカの定番メニューだから。**朝食は「抜かずに食べる」ことが肝心**なので、選手たちが食べ慣れたものを用意しています。

ポテトは消化という面ではあまりよくないのですが、ハッシュドポテトも朝食の定番なので、一応用意しておきます。

オーツ麦を潰して煮込んだ**「オートミール」**も定番メニューで、これにミルクを入れて食べます。選手は、オートミールは腹持ちがいいことをよく知っているので、よく口にしています。機会があれば、ぜひ試してみてください。

「チーズ」は〝熱処理〟していないものを選ぶ

また、**「ヨーグルト」と「チーズ」**もアメリカの定番朝食。どちらも腸内環境を整える発酵食品で、タンパク質も摂取できて一石二鳥です。

ただし、プロセスチーズなどの加熱処理をしたチーズは有用な菌が死んでいるので、**「ナチュラルチーズ」のほうが菌をよりたくさん腸に届けることができます**。

発酵食品については、日本の朝食のほうが優れています。**味噌は優れた栄養食品**ですし、生で食べると栄養価の低い**キュウリも、ぬか漬けにすれば「ビタミンB1」という栄養素が増加して疲労回復効果がある**とされています。

また、朝は一番体が「飢餓状態」にあるので、栄養吸収率も高いタイミング。疲れない体を内側から効率よく作るために、**味噌汁、納豆、ぬか漬け**という日本特有の優れた発酵食品を、ぜひ朝食の定番にしていただきたいと思います。

「1日3食」だから疲れているかもしれない

「お腹いっぱい」になると疲れる

また、どの食事も**「必ず腹八分目まで」**がスタンフォードの鉄則です。

たとえば「朝食」。アスリートであれば、朝食後に午前中の練習がある日は、満腹だと動きが鈍るので自制心が働きますが、つい朝からガッツリ食べてしまうことはありませんか？

満腹になるまで食べてしまうと、消化に時間がかかり、「朝食後」「昼食後」の日中の倦怠感を誘発します。

また、夕飯を食べすぎた場合、睡眠中に胃腸が一生懸命消化しようとするので、睡眠の役割である「回復」「体の修繕」が思うように機能せず、体全体がうまく休まらないことも。

シンプルに「腹八分目」を心がけることもまた、疲れを呼び込まず、ダメージを翌日に繰り越さないステップになるのです。

ただし"空腹"は避けて――「食べる回数」を増やす

腹八分目をキープするアスリートは、「そのかわり」とばかりに、**とにかく回数を多く食べています。**

なぜなら、練習の合間に間食でエネルギーを適量補給できれば、エネルギー切れによる疲れの予防と解消、両方に役立つからです。

また、**間食することで一回の食事で満腹になってしまう事態も防げます。**

彼らが間食としてよく食べているのは、前述した栄養士厳選の**ナッツ、穀物、ドライフルーツを固めたシリアルバー**（バー1本が量の目安）。ナッツは見た目ではわかりませんが、タンパク質やミネラルといった栄養価が高い食べ物です。

また、後述するように、「フルーツ」も間食にはうってつけですので、ぜひ**「腹八分目」＋「お腹が空いたら、ナッツやフルーツなどの間食で埋める」**プランを、「満腹疲れ防止策」として立ててみましょう。

再起動《リブート》のために取るべき「食材」「栄養」「量」はこれだ！

〝タンパク質〟と〝炭水化物〟は「具の多い牛丼」のイメージで摂る

スタンフォードの選手たちのランチは、**「タンパク質」と「サラダ」が基本**です。

七面鳥の胸肉やローストビーフ、チーズ、そしてレタスやトマトを一緒に挟んだサンドイッチのような簡単なものをよく食べています。

パンはあまり食べないように言ってありますし、出してもらう際は、なるべく**「ライ麦パン」**など高繊維質で栄養価が高く、できれば糖質が少ない〝茶色いもの〟をリクエストします。食物繊維が血糖値の上昇を抑えてくれるためです。

欧米では、メインが肉でも魚でも真っ先にパンが出てきますし、パスタを頼んでもパンがついてきます。

しかし、**メインより先に糖質が多いパンを食べてしまうと、血糖値スパイクのリスクが高まります**。また、「パスタ＋パン」は糖を含有する炭水化物が多すぎるので、遠征時などはあらかじめ「パスタが出るならパンは出さないでほしい」とホテル側に頼むのも我々の役割です。

1回の食事につき、炭水化物は極力「1」に近い品数がスポーツ医局の基本。

遠征時の食事に関しては、パンばかり食べていないか、野菜はちゃんと取っているか、バランスよく食べているか、ビュッフェで密かに見張っているほどです。

チョコレートチップクッキーなどが置いてあれば、下げてもらいます。

「タンパク質」と「炭水化物」の摂取割合（1日）イメージ

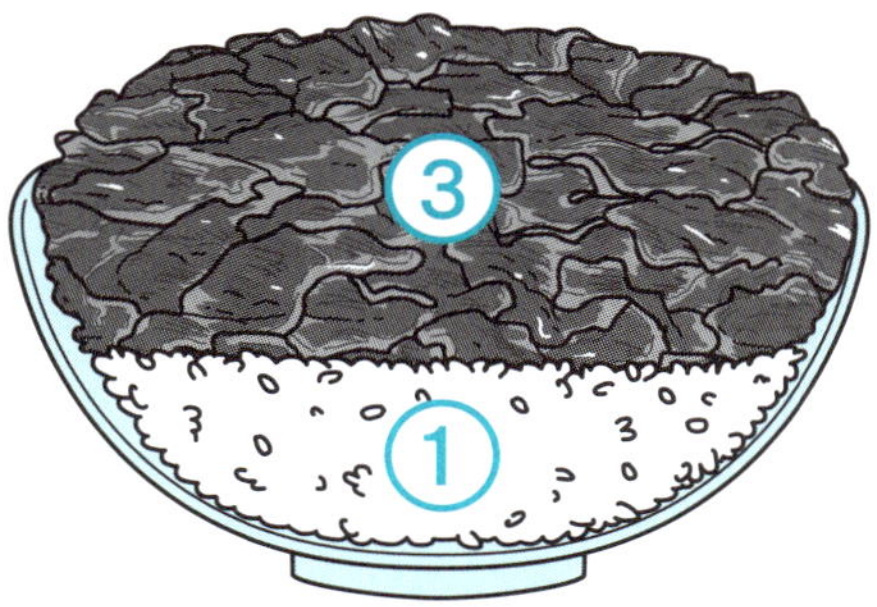

スタンフォードでは「具が、米の３倍の牛丼」のイメージで“肉類”と“米・パン類”を摂取

とはいえ、朝食同様、あまりに細かく規制すると、「食」を楽しめず、リラックスできません。それどころか、押さえつけた反動で、かえってジャンクフードに走ってしまう危険性もあります。

そこで、疲れない体を作る目安として、1日の食事の中で、**「タンパク質と炭水化物の割合は3：1」**を目指しています。炭水化物を完全に抜くことはせず、少なくとも**タンパク質を炭水化物の倍以上**食べることを指針にするのです。

日本人は世界的にみても炭水化物を多く取る民族なので、放っておくと逆の割合になってしまいます。

すると、炭水化物は糖に変わるので、「糖分過多」にどうしてもなってしまいます。**「具は大盛りで、ごはんは少なめの牛丼」**くらいのイメージで、タンパク質と炭水化物のバランスを取るといいでしょう。

「果物間食」でビタミンを高速チャージ

前述したように、腹八分目で終えた3食の間を埋めるようにして、それぞれお腹が空いたときに間食を取ればいい、と私は考えています。

とくに、日本のみなさんにおすすめなのが「フルーツ」。

バナナ、オレンジ、リンゴ、梨などを選手もよく間食として口にしています。リンゴや梨を丸かじりすることは珍しくありません。皮を剥《む》いたりせずに手っ取り早くそのまま食べられるので、面倒くさくないところが好まれているようです。

ポイントは、**できるだけ素材の形のままのものを選ぶ**ことです。

フルーツには糖質も含まれるので、「糖質はよくないのでは」と思うかもしれませんが、消耗したエネルギーを補給するという点では、「糖質」は決して悪いものではありません。避けるべきはタンパク質摂取量をはるかに超える「炭水化物」と、消化が悪く、内臓に負担がかかる「過度の脂質」です。

同じ甘いものでも、脂質が少ない果物はＯＫ。何より、**果物は疲労回復に役立つビタミンも豊富**です。

世界で話題の回復食材「トリ胸肉」

夕食のメインとしてアスリートがよく食べているのは、**「牛赤身肉」「白身魚」「鶏肉」**などの食べ応えのあるタンパク質です。

とくに**牛赤身肉は脂肪分が少ないうえ、疲労回復のアミノ酸として知られているL‐カルニチンが豊富**です。**疲労回復に役立つ「アリシン」の元になる〝アリイン〟を含んだニンニクでステーキにすれば、一石二鳥**です。

ちなみに、筋肉痛の予防にも役立つL‐カルニチンは牛乳にも含まれており、スタンフォードの選手たちもよく牛乳を飲んでいます。

白身魚は低カロリーで高タンパク質。ちなみに、サーモンも白身魚の一種です。

チキンもまた「低カロリー・高タンパクな食品」として知られており、とりわけ**鶏レバーは目や皮膚の粘膜を健康に保つビタミンAも豊富**です。さらに消化吸収がよいので、これから眠るという夕食には最適といえるでしょう。

アスリートのみならず、「疲労回復」という観点で私が一番おすすめしたいのはチキン、とくに**「トリ胸肉」**です。トリ胸肉に含まれている「イミダペプチド」という アミノ酸は、細胞が傷つく現象「酸化」を防ぐ作用が高く、活性酸素を取り除き、脳の疲れを取る効果が報告されているためです。

イミダペプチドは、疲労回復物質として近年とくに注目を集めている物質。「鳥の羽の付け根（胸肉付近）にイミダペプチドが含まれているから、渡り鳥は長時間疲れずに飛びつづけられる」といわれています。

もっとも、イミダペプチドは鳥だけにあるわけではなく、動物の体のうち、**「よく使って疲れやすい部位」**に含まれています。

たとえば、マグロは「止まったら死んでしまう」といわれる回遊魚。泳ぎつづける間ずっと動かしている尾びれの付け根付近にイミダペプチドがあります。眠っている間さえ働いている人間の脳にも、イミダペプチドが豊富です。

トリ胸肉は低カロリー・低脂肪で、とくに胸肉に近接した「ささみ」の部分はとても脂肪が少ない部位。加熱してもしっとりして食べやすいので、「疲労回復食」としておすすめのタンパク質です。

「茶色い炭水化物」の栄養素は白米の8倍にもなる

ちなみに、パンなどの「炭水化物」は、すべてがすべて悪いわけではありません。

精製された小麦粉でできたパンや白米は糖質が多いので避け（**白いものは避ける**）、ライ麦パンや玄米に代えるといいでしょう（**茶色いものを選ぶ**）。

私はよく、白いパンの代わりに、世界最小のパスタといわれる**「クスクス」**を選手たちのサラダの中に大量に入れて、消費させていました。

クスクスには豊富な食物繊維に加え、**「カルシウム」「マグネシウム」**も含まれています。

ミネラルの一種であるマグネシウムには、骨と歯を強化する働きのほか、ストレスを減らす効果、代謝を高める効果などもあり、コンディショニングの強い味方です。

また、**「雑穀」**も積極的に取り入れるようにしています。

キヌア、アマランサス、ヒエ、キビといった雑穀は、体にとってとても良質な「超コンディショニングフード」。こちらもサラダの中に紛れ込ませて、あまり気にせずナチュラルに取るように選手たちにはすすめていました。私が担当した男子バスケットボールの選手はみな「雑穀が好きになってきた」と口を揃えたほどです。

雑穀には「食物繊維」と「ビタミン」が豊富で、血糖値の上昇を抑え、内臓疲労解消をサポートする働きがあります。

キヌアに含まれる食物繊維は、「白いごはん」の約8倍です。**タンパク質、カリウム、カルシウム、マグネシウム、鉄分といった体にとって欠かせない栄養素も、キヌアの含有量は白米の2～8倍。**まさにスーパーフードです。

キビは、筋肉の疲れを取る「ビタミンB１」が豊富ですし、やはり疲労解消に欠かせない「カリウム」や「マグネシウム」が取れます。

アマランサスには、強い骨や筋肉を作る補助となり、エネルギー代謝を活発にする必須アミノ酸「リジン」が含まれています。

雑穀は、NASAの宇宙食候補になったりスーパーモデルが食べたりしていることでよく知られるようになりましたが、「特別な健康食」「アンチエイジングや美容に気を使う人が食べるもの」と決めつけるのは、もったいない話です。

疲れやすいと感じる人も、疲れにくい体質を作りたい人も、積極的に取り入れると「抗疲労」という恩恵にあずかれるのですから。

野菜は「昼時の摂取量」をMAXに

野菜には疲労回復を助けるビタミン類が豊富で、消化も促進します。

スタンフォードの選手たちは、ランチのときにサラダをよく食べています。選手の多くは1日3食以上食べるので、ランチ前に2食ほど済ませていることも多々あり、また15時から始まる午後の練習に備えて14時過ぎにもう一度食事を取ることも珍しくありません。そこで、ランチ時には**「お腹に溜まりにくく」「サーッと食**

べられて」「栄養満点な」サラダをメインとする選手も多いようです。

「1日多食プログラム」を実行する際、同じ要領でサラダをランチで集中的に食べる「サラダランチ」は、栄養補給と消化の面でおすすめです。

遠征の際、私は宿泊先のホテルに、ケールやほうれん草のような葉野菜、かぼちゃ、ブロッコリー、にんじん、パプリカなどの緑黄色野菜を必ず朝・昼・晩とリクエストします。そのなかでも、やはりお昼がもっとも消費量が多いようです。

手を加えるほど「あらゆる栄養」が抜ける

スタンフォードのサラダバーにも種類豊富に野菜が並びますが、スタンフォードに限らず、アメリカのサラダバーを見ると戸惑う日本人もいるようです。

理由は主に次の2つでしょう。

まず、一つめの理由として、**「ほとんどの野菜が生のまま」**だから。

日本人の感覚だと「茹《ゆ》でるのが当然」というブロッコリーやカリフラワーも生。マッシュルームも薄くスライスして生のまま、かぼちゃやパプリカも、薄切りにして加熱せずに食べます。

ほうれん草はクタクタに煮て肉料理の付け合わせにすることもありますが、サラダとして生で食べることも多いのは、アメリカならではでしょう。最近は、日本でも「サラダほうれん草」として、生のまま食べるアクのないほうれん草が売られているようです。

2つめの理由は、どの野菜も日本ほどきれいにカットされていないから。

ほうれん草もセロリも、アメリカのサラダバーではザクザクと刻まれただけの状態で並んでいます。日本に比べると調理に丁寧さが欠けるので、時にほうれん草の根っこのほうが混ざっていますし、セロリは茎も葉も混在しているのが普通です。

まるで手抜きサラダのように見えますが、じつはこれこそ、疲れない体を作るにはふさわしい「調理法」。

ブロッコリーやカリフラワーはストレスに強い体を作る「ビタミンC」が豊富ですが、

茹でるとほとんどの栄養が流れ出てしまうので、生のほうが高栄養価です。

また、ほうれん草は根に近い部分も栄養価が高く、**セロリの葉には疲労回復に役立つ「ビタミンB群」が豊富**です。食物繊維も多く含まれています。

サラダにつきものの「何もせず食べやすい」トマトには旨味成分のグルタミン酸が含まれていて、**「傷の修復」や「消化」を助ける働きがあります。**

これにならって、サラダを作るときは**「手抜き」**にしてはどうでしょう?

疲れない体を作るには、「切っただけ、洗っただけ」の超手抜きサラダのほうが、手間もかからず、栄養を効率よく摂取できるのでおすすめです。

疲れないアスリートが絶対口にしない「禁断の疲労食」

「毒」は「クスリ」より早くまわる

食べ物に関して、私がとくに気をつけているのは**「よくない食べ物を摂取すると、すぐにダメージとなって疲労や倦怠感が表れる」**ということ。

残念ながら、「疲労回復にいい」といわれている食べ物を取っても、その「使い道」を自分で決めることはできません。決めるのは、**私たちの意思に左右されない、体そのもの**です。

そのため、食事で「疲れが取れた！」とすぐに感じることは難しく、実感を得づらいので、〝疲れにくい良習慣〟だったとしてもその道をそれてしまいやすい……という難しさが、食事と疲労に関してはあります。

やっかいなことに「回復にいい食事」は効果がすぐに感じられないのに対し、**「疲れを助長してしまう」食べ物や飲み物はすぐに「疲労感」として表れます。**

なぜなら、そうした食べ物は胃腸に負担をかけて「内臓の疲れ」に直結するから。

脂っこい揚げ物を食べて、胃がむかむかして次の日体がだるい、という経験はありませんか？　これは、胃腸に負担がかかって「内臓疲労」が感覚としてすぐに表れている証拠です。

とくに、**「飲み物」に関しては、食べ物より消化・吸収が速いという点で、もの**

によっては疲労感が出やすいことは要注意です。

また、体の欲求に従って口にしたものが「じつは疲れを助長する」という歯がゆさもあります。

たとえば、疲れを感じたとき、「塩辛いものを食べたい」と思う人もいるでしょう。ところが、日本人は「味噌汁」や「醤油」など、そもそも塩分の濃い食事を取る傾向が強い民族です。そこに、さらなる塩分を体内に取り込めば、胃腸への負担は増大することになります。

自分が口にするものが、明日のコンディションを壊す可能性がある。

このことをぜひ心にとどめてほしいと思います。

「この味の朝食」は避ける

先に「朝食は『食べること』が大事」と書きましたが、なかには手を出してほしくない朝食メニューがあります。**それは、「甘い朝食」**。

私も、「とにかく、甘いものは朝食べるな！」「甘い朝食、危険！」と選手たちに注意喚起をしています。

甘い朝食の代表は、フレンチトーストやパンケーキ。

このところ日本でも人気だそうですが、口うるさく言ったことが効いたのか、朝食のときは控える選手もかなり増えてきました。

甘い朝食は〝ほぼ糖質〟でできているので、口にすると血糖値スパイクを招きやすく、これでは1日のスタートを「疲れやすい体」で迎えることになります。

また、つい食べすぎてしまうので、その分、必要な他の栄養素を摂取することができません。

選手の中には、フレンチトーストやパンケーキを食べたがる学生もいます。禁止はしませんが、せめて**メープルシロップやパウダーシュガーはかけずに食べる**。あるいはシロップ類は別添えにし、**刺身に醤油をつけるように、ほんの少しだけ**、ちょんちょんとつける工夫をするようにアドバイスしています。

当然ながら、山盛りのホイップクリームは、「闘う戦士」にはありえません。

「お菓子」を食べると“体内のビタミン”がなくなる

また、先ほど「間食にはフルーツがおすすめ」と書きましたが、間食でも**「人工的に甘くしたもの」は避ける**べきでしょう。

お菓子やケーキ、アイスクリームといった嗜好品は、ビタミン、ミネラルといった疲労回復を後押しするものが含まれておらず、糖質も脂質も多いので、それを知るスタンフォードのアスリートは滅多に口にしません。

さらに、**お菓子を食べると、逆に体内のビタミンは消費される**、という恐ろしい事態を招くので、アスリートの場合、「疲労食」として厳禁にしています。

もっと「単純」に考える

食事を厳密に管理するのは大変ですが、基本的なところだけ押さえておき、食事のメニューを選ぶときの参考にしましょう。

参考までに、疲れに効くとされる栄養素と、それを多く含む食べ物の例をまとめておきます。

【タンパク質】

●L-カルニチン（牛赤身肉、羊肉、牛乳）

●リジン（乳製品、豚肉、真イワシ、サーモン）

●イミダペプチド（トリ胸肉、マグロ、カツオ）

●グルタミン酸（トマト、海藻類、白菜）

【ビタミン】＊ビタミンは熱を加えると壊れやすいので注意

●ビタミンA（鶏レバー、うなぎの肝、鶏肉）

●ビタミンB群（豚肉、キビ、ほうれん草、セロリ）

●ビタミンC（ブロッコリー、レモン、カリフラワー）

【ミネラル】

●カリウム（キヌア、バナナ）

●マグネシウム（海藻類、キヌア、キビ、ナッツ）

【その他】
●アリイン（ニンニク）

これらの栄養素を満遍なく1日の中で取り入れるのが理想ですが、難しければ**「脂っこく、甘いものを口にするのは避ける」「できれば毎日違うものを食べる」「タンパク質、ビタミンはとにかく疲労回復にいい！」**くらいにとらえておくと、ストレスなく「疲れる食事」を避けられます。

疲労回復を阻害する「飲み物」の実害

「砂糖10杯分」の糖が「1本のペットボトル」に入っている

食べ物同様、いやそれ以上に気をつけなければいけないのが**「飲み物」**です。

飲み物は、食べ物以上に気軽に手に入り、調理する必要もなく、どこでも飲める「便利さ」があります。ゆえに、気を抜いてしまうと「疲れの元」を体内にどんどん取り込んでしまいかねません。

スタンフォードの選手たちがほとんど口にしないものは、**「清涼炭酸飲料」**です。

清涼炭酸飲料の問題は糖分。**「ペットボトル1本に、ティースプーン山盛り10杯分の砂糖が入っている」「1日に取っていい砂糖の量を、1本で超えてしまう」**などといわれています。

厳密な量はメーカーによって違いますが、飲み物の場合、前述の通り、飲むと一気に吸収されるので、血糖値スパイクがとても起こりやすい特徴もあります。

運動後や夏場など、つい甘い清涼炭酸飲料がほしくなるかもしれませんが、**「甘い清涼炭酸飲料は疲れと肥満を招く危険なドリンク」**というのが我々の認識です。

水以外は「1杯まで」にする

次章でも言及しますが、「水分補給」も疲労回復に欠かすことのできない習慣で、選手たちの飲み物は基本**「水」**です。

遠征先のホテルで用意してもらうとしたら、水以外はアイスティーとレモネードぐらい。しかも、**「レモネードを頼む学生がいたら、おかわりをさせないでほしい」**とホテル側に強く頼みます。

ちなみにアメリカのレモネードには炭酸は入っておらず、搾ったレモンにはちみつや少量の砂糖で甘みをつけ、水で割ったものが大半です。

レモンの「ビタミンC」は疲労回復に役立つので、どうしても炭酸の刺激がほしいなら、レモンを搾って炭酸水で割って飲んでもいいでしょう。

結論として、**「疲れない体を作りたいなら、飲料糖分は抑える」「清涼炭酸飲料は避ける」「原則として2杯以上飲むなら、〝水〟」**が疲れない飲み方です。

「お酒：水＝1：1」の飲み方でダメージを最小に

疲れについて話をすると、日本でもアメリカでも、「仕事から帰ると、息抜きのためにお酒を飲むのですが、深酒してしまい、余計に疲れることも……。疲れずにお酒を楽しむにはどうしたらよいですか？」とよく聞かれます。

スタンフォードがあるカリフォルニア州は、法律で飲酒が許されるのは21歳から。加えて、大学勤務の身なので、大前提として、**「お酒はダメ！」と選手に伝えていますし、そもそも彼らは基本的には飲みません。**

21歳以上の選手で、フォーマルなパーティに出るとき、「ワイングラスを持っている選手」がいることはいます。

しかし、ワインが一向に減っていないところを見ると、口は付けていないようです。

厳しいようですが、**「お酒を飲んで疲れを取るのは難しいアプローチ。効果があっても〝ストレス発散〟や〝気分転換〟といった精神的な要素が強い。飲みすぎてしまうとそれすら得られない」**というのが私の考えです。

基本的なことではありますが、「疲労解消目的でお酒は飲まない」「飲んでも節度を保った量で、**〝同量の水〟を飲みながら**」というのがダメージを溜めないポイントだと思います。

同じ量だけ水を飲むとなると、飲酒量も自然と抑えられる効果もあります。

「エナジードリンク」は科学界でも賛否両論

最後に、「疲労対策」というと必ず話題に上がる**「エナジードリンク」**について。

疲れや睡眠不足を手っ取り早く解消したいというニーズは、日本でもアメリカでも同じです。そこで何種類ものエナジードリンクが売られているのですが、**アメリカと日本では同じメーカーの同じ名称のエナジードリンクであっても、成分が違ったりします。**

とくにアメリカ発祥のエナジードリンクが今日本で人気なようですが、**オリジナルに入っている成分が日本版だと入っていないことも多く、**本当に効果があるかどうかはなかなか疑わしいと言わざるをえません。

たとえば日米ともに同じ名前で売られている「某ドリンク」。アメリカだとタウリンが入っていますが、日本のものには入っていません。

日本で合成タウリンを入れていいのは「医薬部外品」のみ。「清涼飲料水」である**エナジードリンクの成分として入れるのは、法律で禁じられている**のです。

ちなみにタウリンは、イカやタコ、うなぎなど日本の食材に多く含まれ、疲労回復に効果があるとされています。日本のスタミナドリンクは「タウリン＊＊グラム！」と、含有量が多ければ多いほど効果が高いかのように謳《うた》われています。

ところが不思議なことに、アメリカではトレーニング関係者もアスリートも、タウリンを意識していません。また、実際、**「タウリンが、健康な人の疲労を軽減することを示した臨床データや論文はない」**との声や、**「実験動物にタウリンを投与すると、むしろ行動量が制限された」**といった報告もあるようです。

私見ではありますが、タウリンが入ったスタミナドリンクでも、アメリカや日本で販売されているエナジードリンクでも、「飲めば即座に疲労が解消する」「疲れが消え、パフォーマンスが向上する」実感があまりないのでは、と思います。

「飲みすぎて死亡」したケースも

また、エナジードリンクには1本あたり100〜150ミリグラム程度のカフェインが含まれているのですが、**多量に飲みすぎるとカフェイン中毒を発症して、最悪の場合、死に至ることもある**点は、くれぐれも注意してください。

2015年5月には、エナジードリンクを長期にわたって常飲していた20代の男性が死亡したことが報告されました。男性はシフトワーカーで、深夜勤務中の眠気を覚ますためにエナジードリンクを常飲していたそうで、死因はエナジードリンクの過剰摂取によるカフェイン中毒。

欧州食品安全機関によると、**望ましい1日あたりのカフェイン摂取量（成人）**は**「1日400ミリグラムまで。また、1回の摂取で200ミリグラムを超えないのが望ましい」**とされています。

400ミリグラムのカフェインは、コーヒーに換算すると4、5杯分。

「眠気覚まし」のためにカフェインを取る際は、ぜひ量に気をつけてください。

清涼炭酸飲料を禁止しているスタンフォードの選手たちの中には、試合前にこっそりエナジードリンクを飲む人がいることはいます。ただ彼らは、おまじないのような感覚で、飲んでいるのだと思います。

選手たちは、可能な限り練習をし、食事と睡眠に気を使い、コーチから渡された作戦のビデオも何度も見ています。「もう、やるべきことは一つもない」「できることはすべてやった」という状態まで努力しているのです。

それでも、試合直前は心が揺れる。だから「勝てる！」という気持ちを高めるために、最後の砦《とりで》としてエナジードリンクを飲むのではないでしょうか。

ビジネスパーソンであっても、エナジードリンクは「メンタル的なアプローチ」として飲むのがいい。私はそうとらえています。

エナジードリンクに頼る前に、まずは自分のできる範囲で「疲労予防」「疲労回復」「疲れない食事術」を実践するほうが、**「疲れない体」を作ってキープするのに効率的で確実な道**です。

手軽に「栄養食品」「エナジードリンク」に手を伸ばすのではなく、自分の手で「疲れない体」を作る技術を磨く能力こそが、これからの人生100年時代に必要な「疲労マネジメント」のスキルではないでしょうか。

3章で紹介した、シンプルな「疲れない食事プラン」イメージ

朝

食べ慣れたものを食べる

＊「抜かない」ことが大原則

＊時間は固定する

＊「甘い朝食」は避ける

＊発酵食品はオススメ

お腹が空いたら間食
（フルーツやナッツ）

昼

多めのサラダ（ビタミン）、タンパク質

お腹が空いたら間食
（フルーツやナッツ）

夜

タンパク質をしっかり取る

飲むなら
「お酒：水＝1：1」

1日を通じて・・・

- **どの食事も「腹八分目」まで**
- **ビタミンとタンパク質を意識して取る**
- **炭水化物は“白”より“茶色”**
- **「タンパク質：炭水化物＝3：1」を目指す**

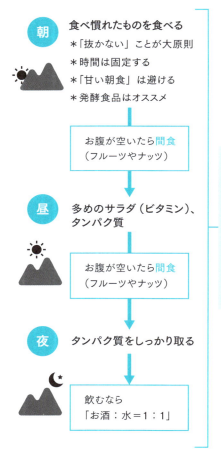

4章

スタンフォード式
ハードワーク・メソッド

――働いても、働いても、ダメージを最小化する方法

超ハードワーカーのための「疲れない覚醒戦略」

「ダメージを縮小」しながらフルに働く

本書の締めくくりとなる4章では、忙しくフルに働きつつも疲れによるダメージを最小限にとどめる**「ハードワーク・メソッド」**をお伝えします。

スポーツ医学や、アスレチックトレーナーとしての経験から生み出した、いわば「疲れない体作り」のメカニズムを応用したプログラムです。

疲れを完全にゼロにすることはできませんし、忙しくてどうしても疲労を避けられない日もあるのが現実問題。

ですが、ここでも「どうせ疲れるんだから」「仕方ない」とあきらめる必要はありません。**日常、何百回、何千回とくり返される「基本動作」をできるだけ負荷がかからない形で行えれば、蓄積するダメージの総量を小さく抑えられます**。そして、

「回復が追いつかないほど疲労困憊《ひろうこんぱい》」という事態も避けられるはずです。

ダメージを最小化しつつ、日中、最大限に働く——そんな「ハードワーク・メソッド」として、あらゆる日常動作を「最小限の疲労」で行う戦略を見ていきましょう。

毎秒疲れるor毎秒疲れない

重ねてお伝えするように、疲れは「無駄な動き」「無理な動き」から生じます。

私たちは「じっとしている」つもりでも、「完全静止」しているわけではありません。つねに何かしらの動作をしています。

仕事で歩き回っているときは当然「歩く」という動作をしていますし、通勤中は「階段を上る・下る」「電車内で立つ」という動作が加わります。

「デスクワークばかりだから、座りっぱなしで動いていない」と思っていても、姿勢を維持するためにはどこかしらの筋肉が使われており、「座っている」という動作をしているのです。

身支度、移動、ちょっとした片付けや雑用、トイレや入浴……など、日常生活においては必ず何かしらの「動作」をしていて、また重力の影響も免れません。

ですので、スタンフォードの選手にも、練習中はもちろんのこと、多くの日常動作が「正しい体の使い方＝疲れない体の使い方」になるよう指導しています。

これもまた、ハードな練習を重ねに重ねても、ダメージを少なく済ませ、学業とスポーツを高いレベルでこなせている秘密の一つです。

人体のあるべき姿を説いた「X理論」

疲れない日常動作をマスターするためにも、まずは「疲れない基本姿勢」からお伝えしたいと思います。

基本の姿勢を知るうえで押さえておきたいのが、**「クロスドシンドローム」**と呼ばれる「人間の姿勢に関する理論」です。この理論は、前述したプラグスクールで説かれているもので、本書では端的に**「X筋」**と表現したいと思います。

とはいえ、「X筋」といわれてもピンと来ないと思うので、その正体に迫るために

筋肉には「骨」を挟んで“相棒”がいる

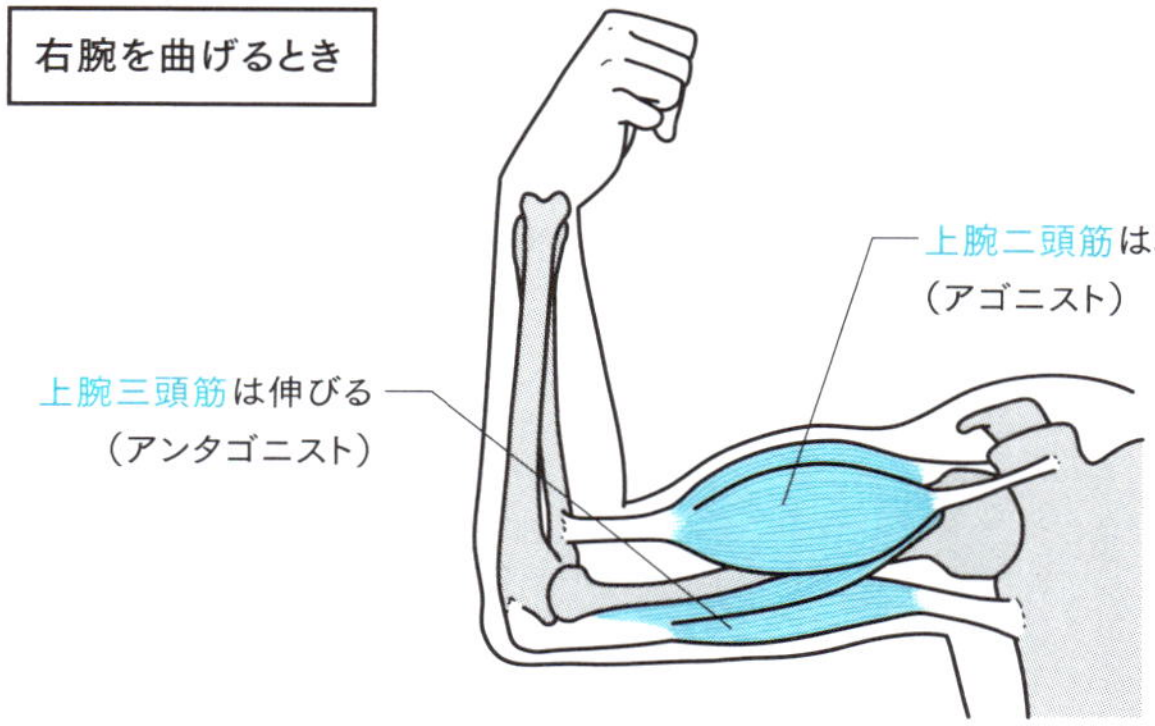

筋肉同士が「正反対」の働きをすることで、動作が発生する

も、ここで筋肉の性質を簡単に押さえておきましょう。

腕を曲げる、伸ばすなど、何かの動作をするときにメインで使われる筋肉を「アゴニスト（主動筋）」、その動きに連動してリラックスする筋肉を「アンタゴニスト（拮抗筋）」といいます。

じつは、**筋肉というのはほとんどが対**になっていて、基本的にどこかが働いているときは、連動する箇所はリラックスしています。

たとえば力こぶを作るとき、上腕二頭筋が「アゴニスト」となり、ぎゅっと縮んでいきます。このとき、上腕二頭筋と対になっている上腕三頭筋は「アンタゴニスト」になり、ゆるんで伸びます。

ただし、「アンタゴニストはゆるみっぱなしで動かない」というわけではありません。アゴニストが収縮しすぎないようにブレーキをかけるのも、アンタゴニストの役割です。

また、一つの筋肉がずっと「アゴニストである」「アンタゴニストである」と決まっているわけではありません。

たとえば、曲げていた腕を伸ばすとき、力こぶを作るときと各筋肉の役割が逆転し、上腕三頭筋はアゴニストに、上腕二頭筋はアンタゴニストになります。

対になっているアゴニストとアンタゴニストは、ほとんどが骨や関節を隔てて対称に位置しているのも特徴です。

「Xが歪む」とたちまちぐったりする

人間の骨格と筋肉は、基本的に「左右対称」です。左に心臓、右に肝臓というように臓器の大きさや配置は左右で異なりますが、「備わっている骨や筋肉」は、本来、左右対称に配置されています。

「アゴニストとアンタゴニスト」

「左右対称の骨格と筋肉」

こうしたことを考えれば、**人間の体は様々な形で均等にバランスを保っているのが正しい形**だとわかります。

しかし、このバランスが崩れやすく、かつそれが「疲労」に直結しやすい筋肉群があります。それこそが「X筋」。

「X筋」とは、次のABのラインが交差する様子を模した表現で、ちょうどクロスする様がアルファベットの「X」に見えることから、正式にはABが交差している状態を「クロスドシンドローム」と呼ぶわけです。

A：「鼻の先端」と「肩甲骨が一番膨らんだ部分」を結んだライン
B：「首と肩の付け根」と「乳首の上あたり」を結んだライン

これを横から見ると、次ページのように2つの線がクロスしてXになります。
本来はこの**線ABが交わった様がきれいなXになっているのが「疲れないよい姿**

あなたの疲労具合を「秒単位」で左右する「X」

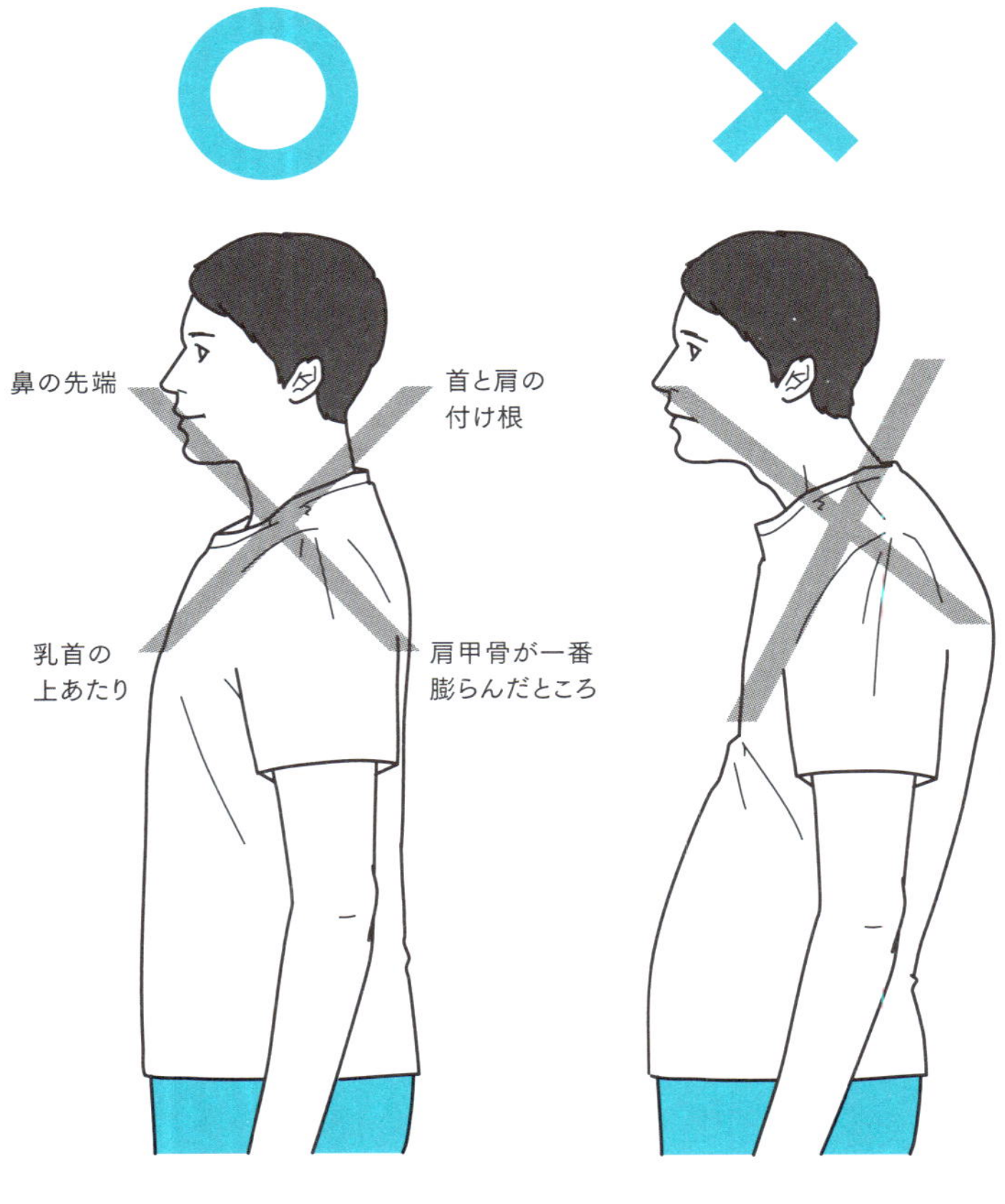

疲れない「X」の状態

Xが歪んでいる＝疲れやすい

勢」なのですが、前傾姿勢になったり、背中が反った状態が続いたりすると、きれいな「X」が歪むことに。

すると、たとえば「Aの両端の筋肉は力が入って収縮し、Bの両端の筋肉は伸びる」といった具合に上半身のバランスが崩れ、悪い姿勢がキープされます。

つまり、**きれいなXの形が崩れると、一部の筋肉に緊張が発生して体のどこかに負荷がかかりっぱなしになり、体が歪んで「疲れやすい姿勢」になる**のです。

「ABどちらの両端にも過度の収縮やゆるみがなく、Xがニュートラルになっている＝疲れにくい基本姿勢」ということになります。

「耳」と「肩」を一直線にする

では、「X筋」がニュートラルになっていることを確かめるにはどうすればいいのでしょうか？　体の内側にあるX筋を意識するのは相当難しいでしょう。

しかし、ご安心ください。X筋が正常に保たれているかどうかは、**「耳」と「肩」**を見ればわかります。

自然に立つ、あるいは座ったとき、耳と肩の位置はどうなっているでしょうか？

肩より耳が前に出ていませんか？

こうした状態であれば、残念ながら、起きている間ずっと「疲れる体の使い方」をしている可能性が大。おそらく、背中（胸椎から腰椎）が丸まっていたり、腰が反っていたりするのではないでしょうか。

X筋が正常になっている状態とは**「耳と肩のラインがまっすぐになっていて、地面と垂直」な状態**です。

何も、鼻先や肩甲骨を過剰に意識する必要はありません。

体の側面のラインを意識することで、X筋がニュートラルに保たれ、体の負荷が少ない基本の状態を作ることができるのです。

この**耳と肩のラインがまっすぐな状態を、どの動作であってもハードな1日の中でできるだけキープ**する。これが、ハードワーク・メソッドの基本姿勢です。

「耳・肩ライン」をまっすぐ、垂直に保つ

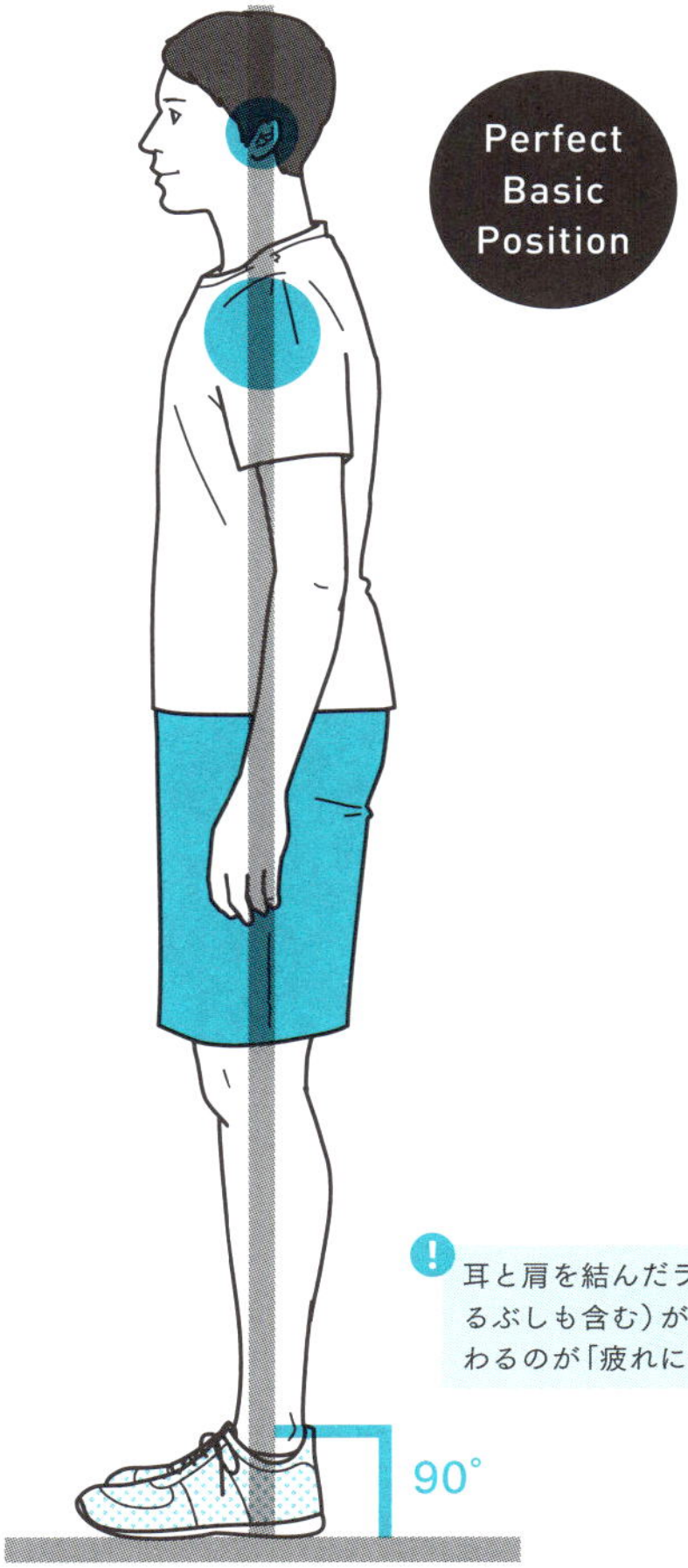

耳と肩を結んだライン（ひざやくるぶしも含む）が地面と垂直に交わるのが「疲れにくい基本姿勢」

スタンフォード式　疲れない日常動作

疲れない「立ち方」

ここからは、「立つ」「座る」「歩く」といった日常の各動作において、極力ダメージを体に与えないアプローチを紹介していきます。

まずは、**疲れない「立ち方」**から。

人と待ち合わせをしているとき、電車に乗っているとき……「立っている」ときに、私たちは**たいてい右足に重心**をかけてしまうことをご存じですか？

これは、前述したように、横隔膜の構造が左右で違うため、どうしても無意識に「厚くて太い右側」を頼ってしまうからだといわれています。

したがって、あえて意識しない限り、体重は体の右側にかかりっぱなしに。

そこで、立っているときは、**軽く左右に揺れながら**立ちましょう。腰の骨の一番出た部分を中心に、左右に小さく揺れて、ゆっくりと体重移動するのです。

疲れない「立ち方」

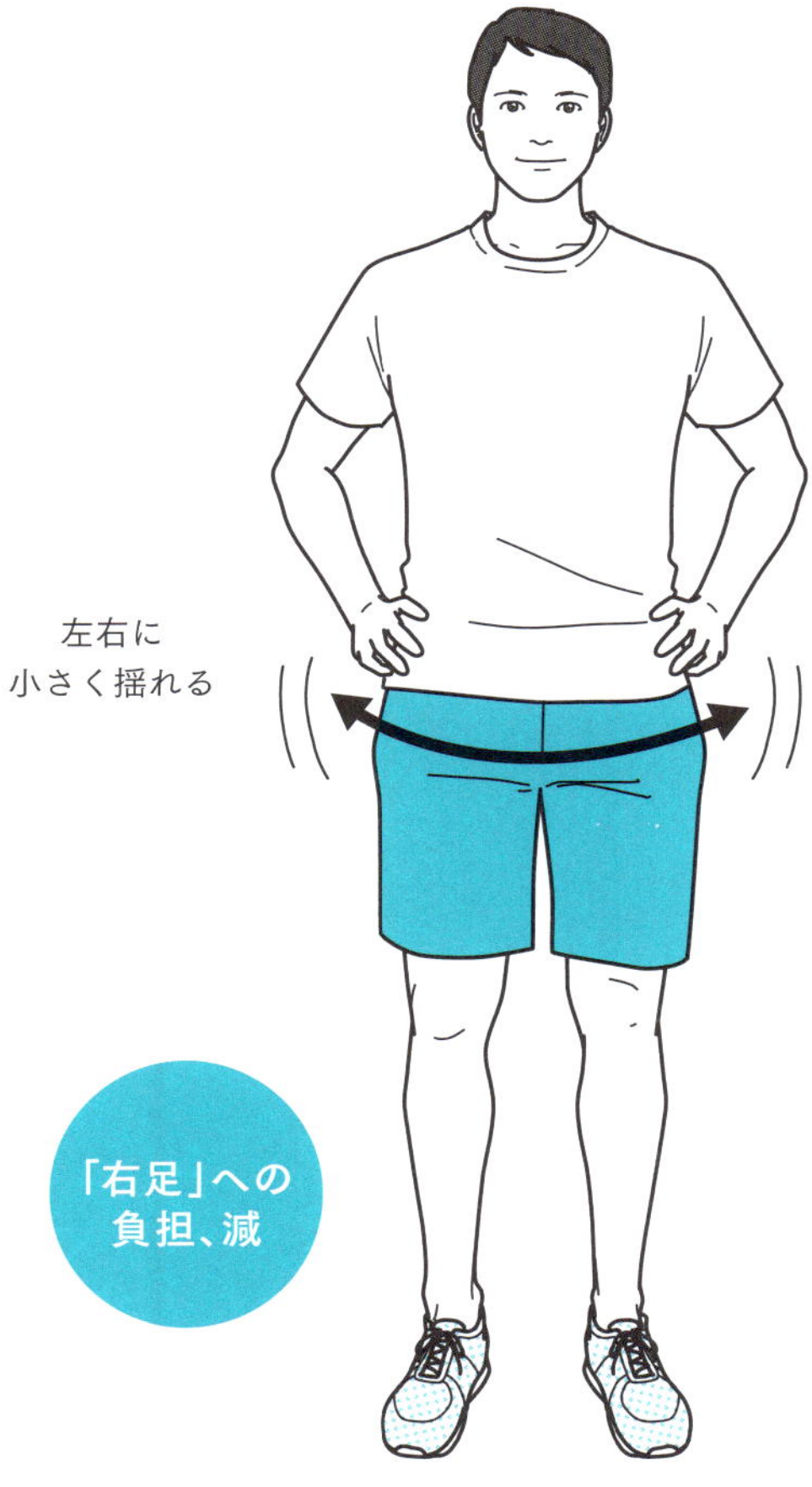

左右に均等に小さく揺れることで、「体内の左右差」を克服して
ダメージの蓄積を防ぐ！

そうすることで、右側だけにつねに体重をかける時間を減らして、負担を分散できます。本当に「小さく」でOKなので、待ち合わせ中などでも自然に行えるでしょう。

疲れない「座り方」

次は「座り方」。まず、**座ったときに足を組む癖がある人は、体のバランスが崩れている**可能性大です。

たとえば体が右に歪んでいたら、歪みをなんとか整えようと、脳（中枢神経）が「左足を組め」と指令を出してバランスをとります。しかし、これではそもそも歪みは直りませんし、このくり返しで体のバランスはますます崩れることに。

また、「前かがみの座り方がいけない」という説は、よく耳にすると思います。たしかにその通りなのですが、過剰に意識しすぎて、反った姿勢で座っている人も増えています。この場合も、体の中心軸がずれ、体に負荷がかかることに……。

座るときのポイントは、基本姿勢同様、**耳と肩の位置が一直線になっていること。**

疲れない「座り方」

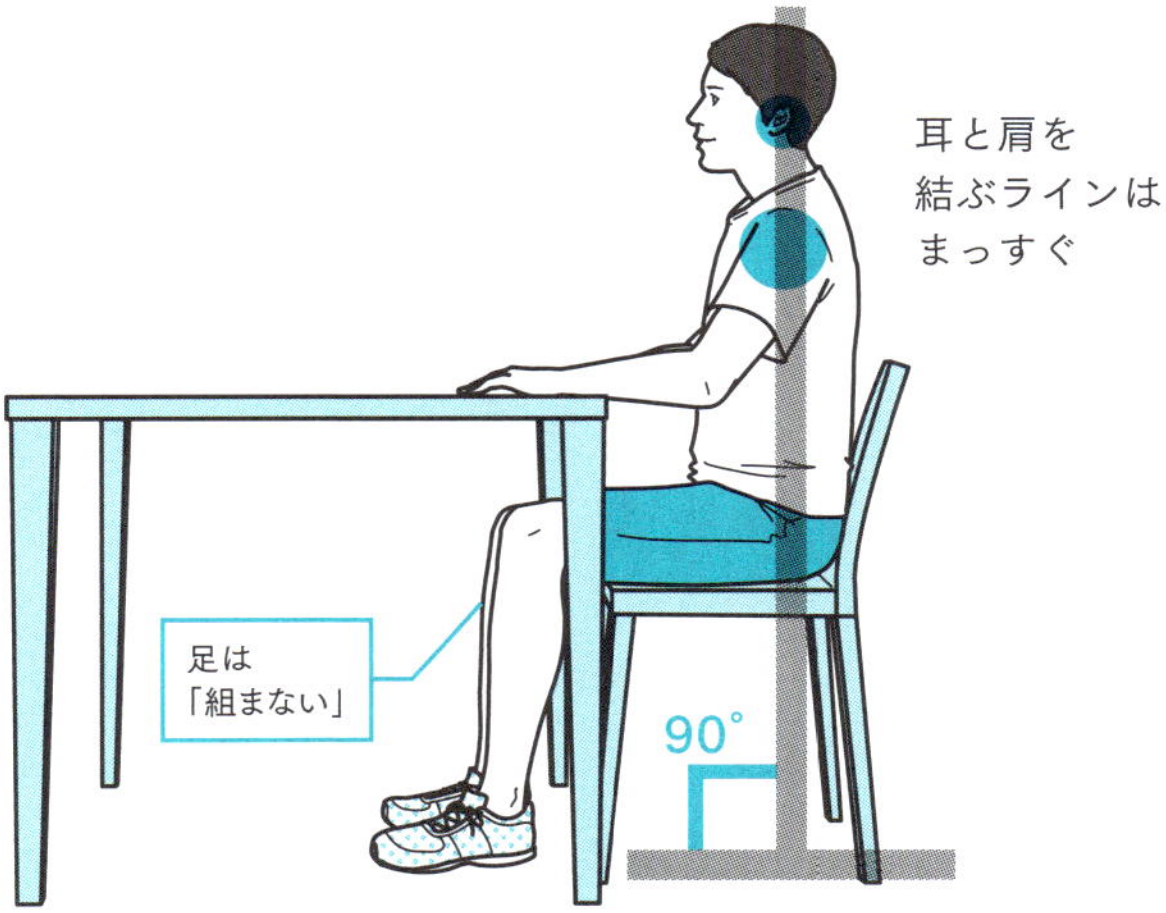

Behind angle

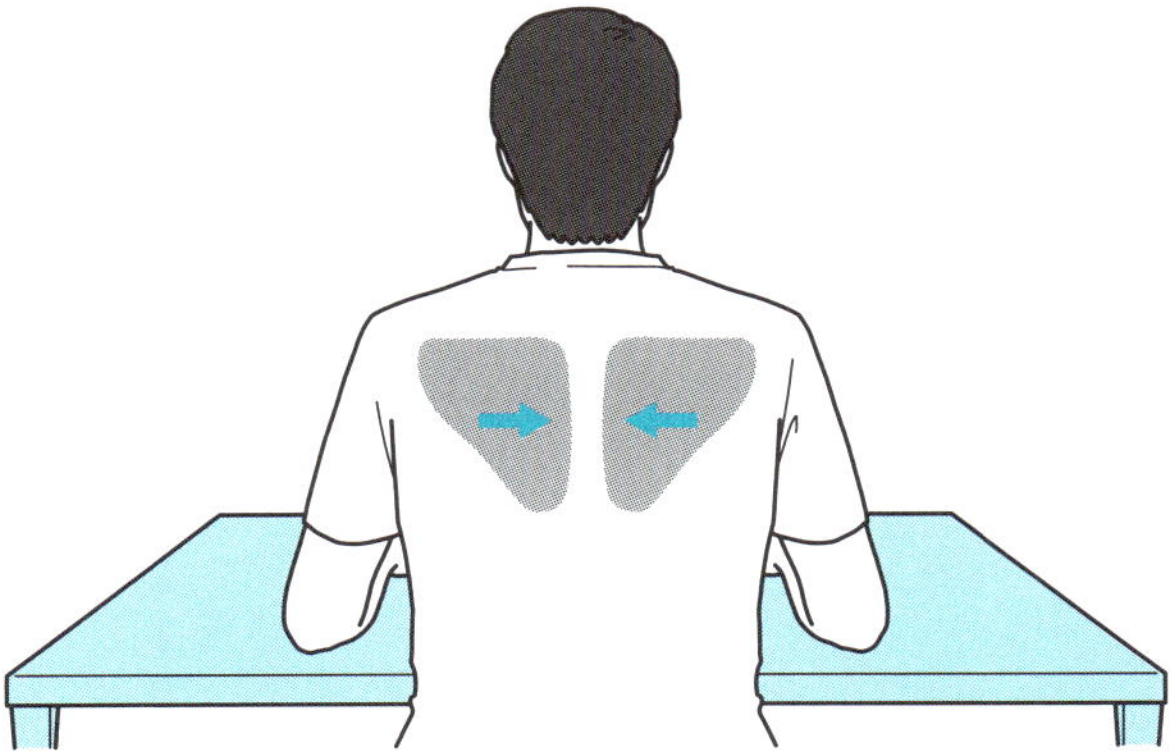

肩甲骨を真ん中に寄せるように締めると、
肩こり防止効果もあるのでなおGOOD！

座っているときも、そのラインを意識しましょう。

さらに、**肩甲骨を寄せるように意識し、顎をまっすぐ引きましょう**。肩こりの予防になります。

肩甲骨を寄せようとすると、「肩甲骨周りの下部僧帽筋」が働きだします。すると、「肩周りにある上部僧帽筋」は逆にリラックスすることに。

私たちがとくに意識せずデスクワークに励んでいるとき、つねに肩周りの上部僧帽筋は働いていて、反対に肩甲骨周りの下部僧帽筋は伸びた状態になっています。

そのため肩甲骨はゆるんで猫背になり、肩周りの筋肉は盛り上がって「肩がこって」しまうのです。肩甲骨を寄せることで逆の動きをすれば、肩こりは防げます。

さらに上部僧帽筋がリラックスすれば、**首がまっすぐ伸びて正しい位置に頭と首が整いだします**。

疲れやすい人の首は前に出ていることが多いのですが、これは斜めに傾いた頭部を、首だけで支えているような状態。成人の頭は約5キログラムととても重いので、どうしても体は前のめりになってしまうのです。

とにかく肩こりの多くは、「肩甲骨の問題」。正しい座り方をマスターすれば、簡単に予防策を講じることができます。

「脚部の解毒装置」を30分おきにオンにする

座ったままでいると、下半身の血流が滞り、むくみや疲労につながります。これがひどくなって「血栓」といわれるつまりができるのが、いわゆる「エコノミークラス症候群」の初期段階です。

また、ひざの裏には**「リンパ節」**があります。リンパ節は、体のすみずみにはりめぐらされたリンパ管が集める老廃物を処理する働きがあるのですが、じっと座っているとリンパ節の働きが滞り、老廃物が体内に溜まってしまいます。

そうすると、どうしても体全体に倦怠感が生じることに。

座りっぱなしの「座り疲労」を防ぐ意味でも**「30分に1回」**は立ち上がってほしいのですが、会議中など、それが難しく、かつあまり目立ったこともできない場合は、

132ページで紹介した**レッグ・タップ**を30分に1セット行いましょう。

ふくらはぎの血流がよくなり、リンパ節の滞りも解消されるので、座りっぱなしによるダメージを小さくすることができます。

疲れない「歩き方」

厚生労働省の「平成28年国民健康・栄養調査」によると、日本人の1日あたりの平均歩数は、男性6984歩、女性6029歩です。

特別な運動をしていない人にとっては、この約6000回くり返す「歩く」という動作を正しく行えればよいトレーニングになります。

また、仕事で歩き回らなければならないビジネスパーソンにとっては、「疲れない歩き方」をマスターするかどうかで、翌日の疲労感は違い、それは次の日のパフォーマンスが変わってくることを意味します。

加えて、**1日歩くだけで人の足には約500トンもの負荷がかかっている**という説もあります。

足の正しい接地順

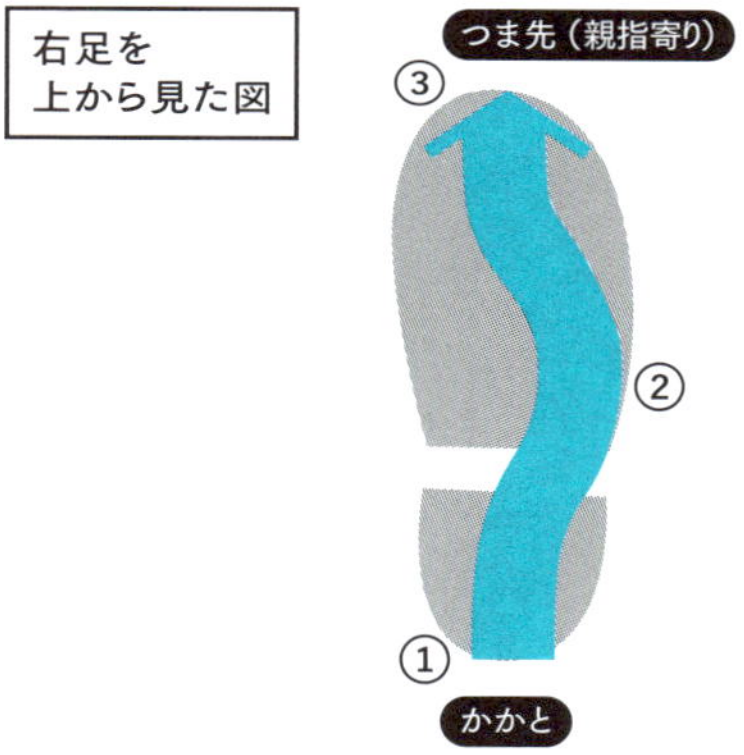

かかとから外側に弧を描くように①②③の順で接地

毎日6000回近く、膨大な負荷をかけつづけるわけですから、「疲れる歩き方」だと当然、着実に疲労は溜まっていきます。

そこで、正しい動きを脳にインプットさせましょう。

- **歩幅は自分の足の2倍**くらい。疲れると歩幅が狭くなるので、同じ歩幅をキープするように意識します。
- 肩甲骨は寄せて歩き、耳と肩は一直線のラインをキープ。
- **「①かかと　②足の外側　③つま先（親指寄り）」**の順で地面を踏むことを意識しましょう。

疲れてくるとつま先から先に接地しがちですが、これはX筋が崩れている証拠。前のめりになって足もクロスし（右足が左側に着地し、左足が右側に着地）、ますますX筋が崩れて前かがみになってしまいます。年齢を重ねると転倒の原因にもなるので、かかとから地面にしっかり接地することを意識して、体に覚えさせましょう。

また、足裏全体をべたっと地面につける「ペタペタ歩き」は足裏のアーチ（土踏まず）を崩し、「足底筋膜炎」などの炎症の原因にもなります。地面からの跳ね返りを足裏全体で受け止めることになるので衝撃が逃げにくく、当然足にダメージが溜まります。

歩くときは、ぜひ「足の接地の順番」を意識しましょう。

最初はかかとから接地する――これを意識するだけでも、足の負担はぐっと軽くなるはずです。

〝通勤疲労〟を最小にする「つり革の持ち方」

車社会のアメリカで暮らしていて、たまに日本に帰ると「この混雑した電車は、けっこう疲れを誘発している……」と感じることがあります。

首都圏であれば平均的な通勤時間は1時間程度。大多数の人が電車の利用は避けられません。

日本のビジネスパーソンから「電車では立っていたほうがいいのか、座っていたほうがいいのか」という質問をされたこともありますが、疲労とストレスを避けたいなら、**断然座ったほうがいい**でしょう。

とはいえ、座れないのが、ラッシュアワーの宿命。立ったままでどう過ごせば通勤中の疲労を抑えられるのか、ポイントを挙げてみましょう。

● つり革は両手で持つ

理想は**つり革を2つ確保し、両手で一つずつ持つ**ことです。

それが難しければ、一つのつり革が体の真ん中にくるように立ち、そのつり革を両手で持ちます。次にぐっと力を入れてつり革を下に引っ張るようにし、体を固定するつもりで持ちましょう。

このとき、「疲れない立ち方」と同様に、腰を中心に左右に小さく揺れましょう。余裕があるなら、たまにかかとの上げ下げもできればベターです。足の疲れを軽減することができます。

つり革を両手で持つことで体が偏らなくなり、また電車の揺れも加わって体の片側だけにかかりがちな負荷をうまく散らす効果が期待できます。

●つり革を交互に持ち替える

「どうしても片手でつり革を持ちたい」（もしくはそうせざるを得ない）という場合は、**一駅ごとに持つ手を左右交互に替えましょう。**

この方法でも、電車の揺れが手伝って、体重が体の片側にかかりつづける事態を防げます。

つり革を両手で持つ場合も片手で持つ場合も、極力「耳と肩が一直線な基本姿勢」を保つことは忘れずに。

また、「つり革が持てない」というときは、肩と耳のラインを一直線にしたまま、**お腹をできるだけ膨らませて呼吸**をし、腹圧を高めて体を安定させましょう。

スマホは「細切れ」で見ると疲労感・減

「片手でつり革、片手でスマホ」という人も多いと思いますが、少しでも疲れたくないなら、背筋を伸ばして、持ち手を替えながらスマホを持ち、まっすぐ前を向いて目の高さと同じ位置までスマホを持ってきて見るのがベストです……。

こう考えると、スマホを混雑した通勤電車の中で見るのは、「疲労マネジメント」上、避けたほうがいいかもしれません。

現実的なことをいえば、そもそも**スマホを見る時点で、大半の人が下を向き、「耳と肩が一直線」からはほど遠い状態**になっています。

電車内でスマホを見ている人がいたら、観察してみてください。うつむいているので顎は内側に入り、首も曲がり、耳は前に出ています。肩甲骨周りは広がってしまった状態で、これは**典型的な「疲れやすい姿勢」**です。

普通にスマホを見ていると耳と肩の位置はずれてしまうので、意識的に一直線に直していきましょう。

また、スマホを長時間見ると、上半身は前のめりの状態でキープされます。これはまさに〝危機的状態〟で、自ら疲れにいっているようなもの。この事態を避けるためにも、ぜひ**スマホは「細切れ」に見る**ことをおすすめします。

いずれの動作もキーワードは、「①体の偏りを極力なくす」「②耳と肩の位置を正しく保つ」「③肩甲骨を寄せて首を伸ばす」「④スマホは細切れに見る」こと。

この4点を、できるだけ意識して日中過ごしてほしいと思います。

疲れない「収納術」

また、物を持ち上げたり移動させたりする「物を持つ」動きも日中よく行われます。

間違った持ち方をすると、これまた体に余分な負荷がかかり、多くの人が悩まされる「腰痛」「ぎっくり腰」の原因になります。腰は機能の低下を象徴していて、「腰が痛い」というときは、体のほかの部分にもダメージが出ていることは多いもの。

「落とす」のであれば重力に任せた状態なので体への負荷は0ですが、「上げる」「下ろす」という場合は腰、股関節、体幹の筋肉を連動させて上手に使わないと、様々な部位に負荷が不自然にかかってしまいます。

そしてじつは、**人間の筋肉には「上げる」動作のほうが得意**という特徴があります。**物は、持ち上げるときよりも下ろすときのほうが「3倍」も筋肉に負荷がかかる**のです。

筋肉のメカニズムを考えて、重い物は無理して持ち上げずに下にしまい、**「上から物を下ろさない収納」**にしたほうが、体へのダメージは減らせます。

疲れない「物の持ち上げ方」

ただし、重い物を持ち上げるとき、腰を曲げて物を迎えに行き、そのまま持ち上げようとすると腰に過度の負担がかかるので注意してください。

疲労を腰に溜めないポイントは、**「腰をかがめて物を取りに行かずに、しっかり腰をまっすぐ落としてから物を取る」**こと。そして、**「物を持ち上げる際、手を使わ**

ずにIAP呼吸法をして（＝お腹を膨らませて）腹圧を高め、ひざを伸ばして腰をまっすぐ上げながら、物を一緒に真上に持ち上げる」という流れです。

物を取りに行くときも、持ち上げるときも、**「腰は絶対、曲げない」**と覚えておきましょう。

この動作は、「股関節を正しく曲げて、大腿四頭筋（太ももの前側の筋肉群）を使う」動きで、腰だけに負担がかかる事態を避けられます。

しかし、そもそも足首の関節が硬い人や股関節の可動域が狭い人、太ももの筋肉が弱い人は、それを腰で補おうとしてどうしても腰を痛めやすくなります。

そこで、物を持ち上げる際にIAP呼吸法をして腹圧を高めておけば、しっかり固定された体幹と脊柱によって、大腿四頭筋の屈伸運動をフォローできます。そうすれば物がすっと持ち上がり、腰への負担も小さくなる、というわけです。

また、腹圧が高まった状態だと、重い物がより持ち上がりやすくなるので、ぜひ大きな荷物をピックアップするときに、お腹を膨らませてみてください。

疲れない「物の持ち上げ方」

A ダメージの少ない「持ち上げ方」

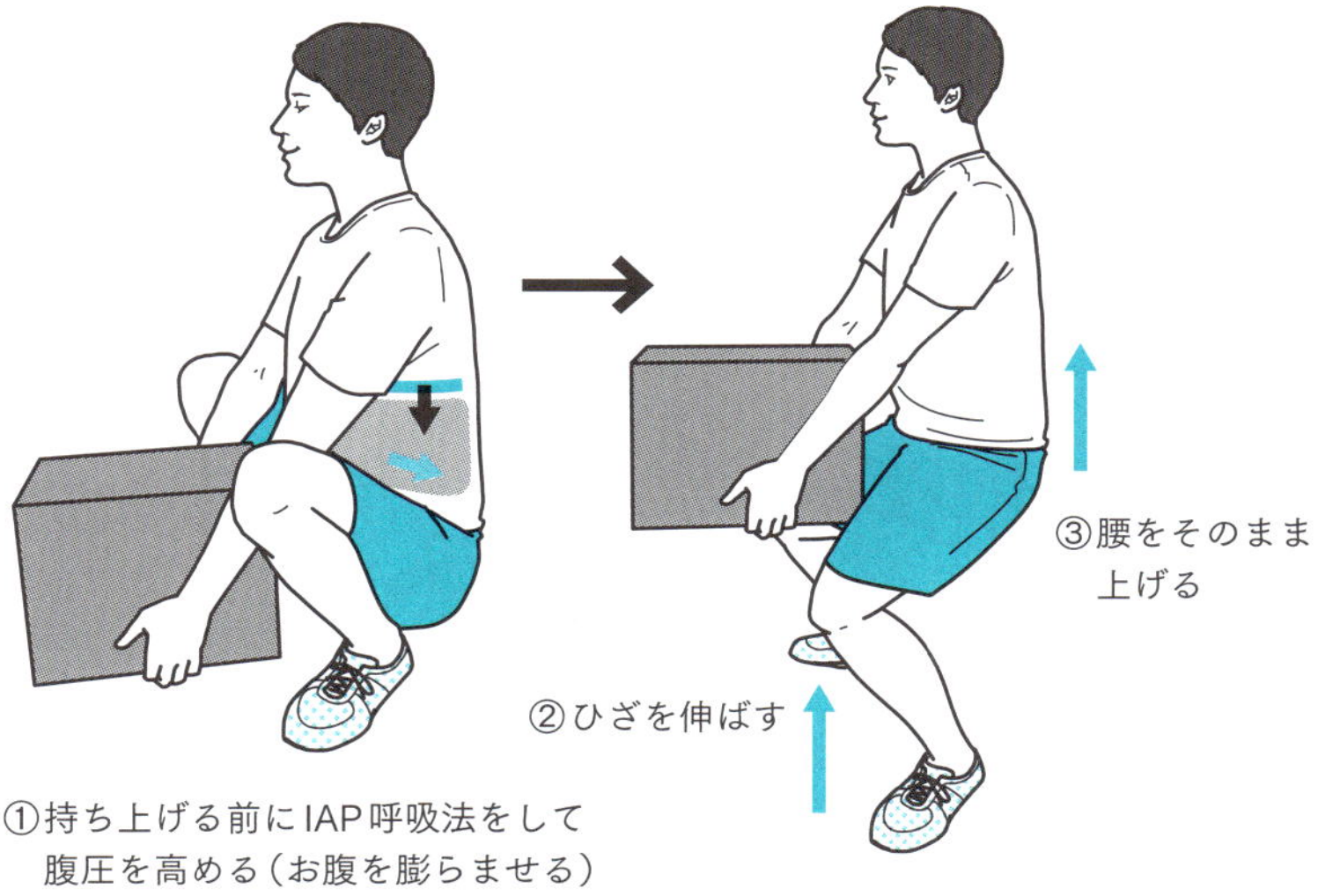

①持ち上げる前にIAP呼吸法をして
腹圧を高める(お腹を膨らませる)

②ひざを伸ばす

③腰をそのまま上げる

B ダメージの大きい「持ち上げ方」

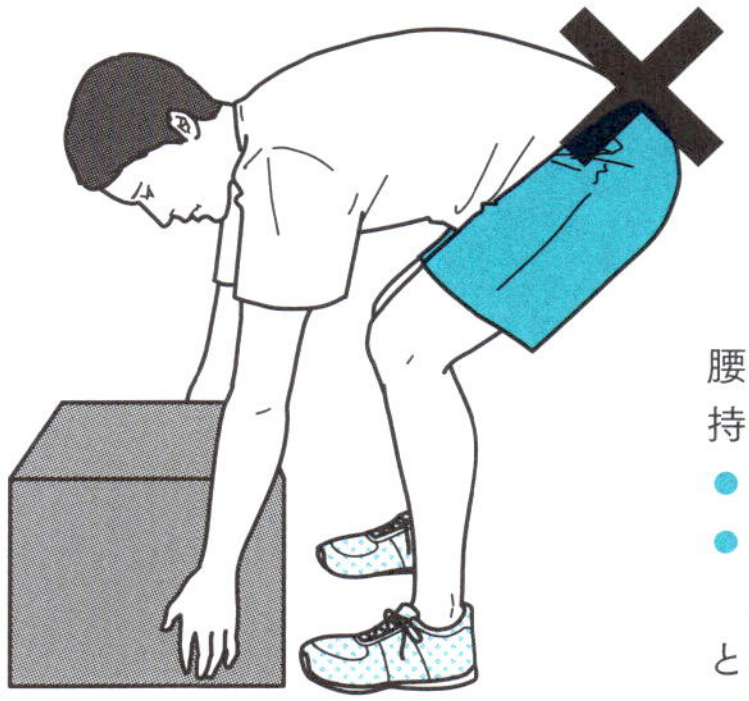

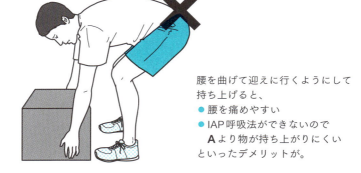

腰を曲げて迎えに行くようにして持ち上げると、

- 腰を痛めやすい
- IAP呼吸法ができないので
  Aより物が持ち上がりにくい

といったデメリットが。

もっと「水」を摂ろう
――不足すると細胞・脳・筋肉、すべてがまずいことに

疲れを溜めない1日の過ごし方、その締めくくりとして、人間にとって欠かせない**「水分摂取」**についてお伝えしたいと思います。

忙しくて「食べる時間」も「水を飲む暇」もないという人は、一生懸命作業をこなしているように思えても、その実、生産性は低下しているかもしれません。

とくに**「水分補給」は、できれば欠かしたくない「体のメンテナンス」作業**です。

コップ1杯の水を、1日6〜8杯飲む。これはアスリートの基本です。コップ1杯がだいたい180ミリリットルなので、**1日に1・5リットル**ぐらい。人間は1日に1リットルほど汗をかくので、まず単純にそれを補う必要があります。

また、体の70％は水分で、**私たちの細胞が正常に働くためにも、「水」はなくてはならない存在**です。

疲れを溜めないためには、血行をよくして活動のエネルギーとなる栄養分と酸素を

細胞や筋肉に運ぶ必要があります。言うまでもなく血液は水分を含んでおり、水分が少ないドロドロの血液より、水分が多いサラサラの血液のほうがよく流れるのは明らかです。

脳を動かすにも、血液によって養分を脳まで届けなければなりません。しかし、水分が足りなくて血流が悪くなると、脳に養分が十分行かず、脳の働きが悪くなります。すると、中枢神経もうまく働かないので、当然体の動きもスムーズさを欠き、余計な負担がどこかに生まれます。そうなると、ますます疲れやすくなることに。

さらに、私たちは体温が上がると、体の水分を集めて「汗」という形で放出することで、体温を下げます。**「汗をかく」とは、体の温度調節をしているということ**です。

しかし、汗によって失われた水分がそのまま補給されなければ、体の水分が足りず汗をかくことができないので、体温調節がままならず、やがて脳と体が機能停止に陥る……これが「熱中症のメカニズム」です。

このように、「水不足」は疲れの解消を妨げるどころか疲労を助長し、コンディシヨニングという点ではよいことは一つもありません。

スポーツ医局でも、どんな練習の前にも必ず水を飲ませています。味のついたものではなく、水を飲む——これは、絶対の掟《おきて》です。

超基本的なことゆえに、おろそかにしがちなのがこの「水分補給」。しっかり水を補給して体内湿度を保つことも、ダメージを助長しないためには必要不可欠です。

スタンフォード式 疲れないマインドセット

スタンフォードの回復心理学

ここまで、疲労がパフォーマンスを著しく下げること、そしてそれを予防し回復を図るための「リカバリーメソッド」について見てきました。

いわば、理論と実践法をお伝えしてきたわけですが、「しっかり回復できるかどうか」において、非常に重要な要素がもう一つあります。

それは**「マインドセット」**、すなわち「思考様式」「考え方」です。

こういうと、「それって、『やる気があれば疲れない』『疲れなんか根性で吹き飛ばせ！』という類の話ですか？」と、誤解する人もいます。

しかし、「やる気があれば疲れない」というのは精神論であり、決してマインドセットではありません。

精神論とは、その場しのぎの「掛け声」にすぎず、効果もおまじない程度にしか担保されていないもの。

一方、マインドセットは、その人の経験や教育によって形成される「考え方の枠組み」であり、**心理学的に「行動や体に影響する効果」が確認された「思考のルール」**です。


本書の冒頭でも書いたように、マインドセットは一流の「疲れないアスリート」の体を支える柱の一つ。

「疲れない体」作りを完遂するためにも、最後にこの**「疲れない思考様式」**についてお伝えしたいと思います。

小さな子どもが「いつも元気」なのはなぜ？

スタンフォード大学の心理学者キャロル・ドゥエック教授は、マインドセットについて30年近く研究を続けている世界的権威。同じ大学ということもあり、ドゥエック教授をスポーツ医局に招いて講義をしてもらう機会が何度かありました。

ドゥエック教授によれば、**同じ能力の持ち主でも、マインドセットによってパフォーマンスを発揮できる力が変わってくる**そうです。

人は、子どもから大人になるまでの期間、何度も失敗を重ね、そしてチャレンジすることで能力を伸ばし、成長していきます。「失敗とチャレンジをくり返すプロセス」は、人間の成長に欠かせないものといえるでしょう。

「失敗してもチャレンジをあきらめない」心理の裏には、**「自分の能力は、努力によって変化する」**という考え方があります。ドゥエック教授曰く、このような思考を**「成長型マインドセット（growth mindset）」**ということ。

私たちは幼い頃、「どうして？」「それは何？」と矢継ぎ早に質問したはずです。

何かわからないことがあっても、それで失敗したとしても、「どうやったらうまくいくか」を前向きに考えつづける……。だからこそ子どもは、「どうして？」と何度も聞くのでしょう。

イギリスの作家イアン・レズリー氏によれば、子どもは正真正銘「好奇心の塊」で、それが子ども、ひいては人間の成長には欠かせないといいます。実際、**2歳から5歳までの3年間で子どもは総計4万回もの質問をする**そうで、彼はそれを著書『子どもは40000回質問する』（光文社）にまとめています。

この「成長型マインドセット」を大人になっても維持できるかどうかが、何事においても成否の鍵を握っています。

有名な「スタンフォードのデザイン思考（とにかく膨大なトライ&エラーをくり返して解にたどり着こうとする発想法）」を生み出した、デイビッド&トム・ケリーの**「失敗しても許される環境が、今のシリコンバレーを生み出したのであり、まさに成長型マインドセットのたまもの」**という言葉が、如実にそれを表しています。

“万全”でなくてもパフォーマンスを激変させる

どのようなマインドセットであるかは、「疲れない体を作れるか否か」においても大変重要です。

ドゥエック教授は、「成長型マインドセット」の逆パターンとして、「固定型マインドセット（fixed mindset）」を挙げています。

「現状維持」「見た目にこだわる」「褒められることが第一目的」「自分で自分の限界を作る」……こうした思考パターンを持つ固定型マインドセットの人は、「疲れている＝疲れてもうダメだ」「疲れが抜けるのを待とう」としか考えることができません。

しかし、成長型マインドセットの人は**「疲れている＝この疲れをなくせば、パフォーマンスが上がる」**というとらえ方ができます。つまり、「どうやったら疲れが取れるだろう？　何が足りないだろう？　どうすれば自分のベストに持って行けるだろう？」と考えられるということです。これこそ、まさに積極的な「疲労マネジメント」。

成長型マインドセットの人は、疲れを甘受してストレスを溜めることはせず、積極的に「予防法」と「リカバリー法」にトライすることで、疲れているという自分の現状を乗り越え、生産性をぐっと上げていくのです。

ドゥエック教授が語った「yet」の効能

では、どうすれば「成長型マインドセット」にシフトできるのでしょうか？

ドゥエック教授が教えてくれた、成長型マインドセットに誰でもシフトできる、簡単な「ひと言」があります。

それは**「yet」、「まだ〜」**という言葉です。

「〜できない」と決めつけるのではなく、「**まだ**、〜できない」と考える。「自分には無理だ」とあきらめず、「**まだ**、自分には難しい」とその先を見据える。

このように、たったひと言「まだ」と付けるだけで、「自分はまだそのレベルではないけれど、いずれできるようになる」という思考に切り替えることができます。

この思考パターンをくり返すことで成長型マインドセットにシフトできれば、実際に見定めた目標地点に想定より早く到達できる、というわけです。

「考え方なんて、簡単に変わるわけない」と思うのなら、それも固定型マインドセット。いきなり「成長型マインドセットに変えよう！」と意気込むのではなく「まだ、考えが変わらないだけ」と考えてみましょう。今日はまだだめでも、明日は変わるかもしれない。明日はまだ無理でも、1週間後はわからない……。

最初から否定しないことが、成長型マインドセットの第一歩になります。

「最短の回復計画」を回す

私は、この「yet」による成長型マインドセットをアスリートたちにも指導し、実践させていますが、彼らはただ、「まだ自分にはできないだけで、いつかできるようになる」と楽観視しているわけではありません。

成長型マインドセットがしっかりできあがっていないと、「まだ、できないけれど、いつかできるようになる」という確信が持てないので、途中で不安になり、挫折してしまいます。

そこで彼らは最終的なゴールを見据えつつ、「まだできないなら、**今の自分にできることは何か**」も考えて最短の目標を設定し、そこに向かって走っているのです。

成功する選手は必ず「長期目標」と**「超・短期目標」**をセットで設定しています。そして、「超・短期目標」を一つひとつクリアして長期目標に自分を近づけていく。「長期目標だけでは、いくら成長型マインドセットを有していても、いずれ疲れて息切れしてしまう」と選手たちは知っているのです。

現実的な話をすれば、アスリートにとって長期的な目標だけで成功するというのは「夢物語」であり、精神論。

「いつか全米No.1になる！」という長期目標は大切ですが、それには今年の全国大会で入賞しなければならず、来月の州大会で確実に勝たねばならず、今週の練習でタイムを縮めるなどして、出場枠を確保しなければなりません。

また、スポーツには時間制限があります。ベストパフォーマンスが出せるピークの年齢はある程度決まっているので、「いつか世界記録を出そう」という超・長期目標を立てたところで〝無意味〟なのです。

「成長型マインドセット」と「超・短期目標」は2つで一つ。この両輪を回すことで、目標達成の実現スピードが飛躍的に加速します。

アスリートでない人の「疲れとの付き合い方」にも、同じことがいえるのではないでしょうか。

「今はまだ疲れやすいけれど、長期的には疲れない体を手に入れる」という長いスパンでの目標を持ちつつ、「日々の仕事の中で疲れを溜めない」「今日の疲れは今日解消する」「明日の疲れを予防する」というような「超・短期目標」を、本書で紹介したメソッドでクリアしていく。

その結果として「疲れない体」に辿り着くのだと思います。

超人にも「限界」がある

ベストセラー『やり抜く力』（ダイヤモンド社）で知られるペンシルベニア大学心理学教授のアンジェラ・ダックワース氏は、世界で活躍しているアスリートでさえ**「意図的な練習」は1時間が限界で、その後休憩を入れたとしても「3～5時間が限界」**だと言います。

したがって、本当に「やり抜く」ためには、「今日、限界までトライする」のではなく、「今日はまだできなかった。だから、一日の疲れをリセットして、明日またトライする」ほうが、目標に到達する確率は高まるのです。

本章で紹介した「ハードワーク・メソッド」は疲れを最小限にとどめる効果がありますが、だからといって限界まで自分を追い込んではいけません。

仕事であれば、無理をしなければならない日はあって当然ですが、**それを「当たり前の日常」にしない**こと。これも、長期的に疲れない体を作る重要なポイントです。

忙しいときは、「今日はあれもこれもやってしまおう」とタスクを詰め込みがちですが、決して「一日にできること」を過大評価してはなりません。仮にこなせたとしても、仕事の質は落ちていることが多いはずです。

慌ただしく時間に追われる一日の中でも、「ショートターム」を意識しましょう。**今日の目標を作り、それを最小限の疲れで行いつつリカバリータイムも設ける毎日が、想定していた以上の速さとクオリティで目標に到達させてくれる**はずです。

これもまた、「疲れない」マインドセットの一つです。

疲れない体が「燃え尽きない働き方」を約束する

さて、アスリートとビジネスパーソンに共通するダメージの一つに、**「バーンアウト」、燃え尽き症候群**があります。

最終目標に向かって一生懸命に頑張っていた人が、あまりに打ち込みすぎて疲れ果て、すべてに対してやる気を失ってしまうという状態です。

詳しい原因については心療内科などで様々な研究がなされていますが、大まかにいえば「心と体の極端な疲労」とされています。

これを私なりに解釈すれば、バーンアウトとは、競技や仕事の成果と引き換えに、「疲労負債」を溜め込んでしまった結果、ではないかと思うのです。

「バーンアウトを防ぎつつ、最大の成果を導く」ためにも、疲労を予防し、またこまめに回復を図りながら、目の前のタスクに打ち込んでいただきたいと、切に思います。

私の好きなことわざに「葦《あし》をふくむ雁《かり》」というものがあります。

雁とはカモに似た渡り鳥。渡り鳥の羽の付け根には、疲労を解消する「イミダペプチド」があるとお伝えしました。
「葦をふくむ雁」とは、「雁は海の上を渡る前には、葦をくわえて飛んでいく。疲れたとき、葦を水面に浮かべて、そこに止まって翼を休められるように」という意味。つまり、「用意周到」を表したことわざです。

疲れに強い渡り鳥さえ、古来、疲れを解消する「道具」を携えていたというのです。それなら現代に生きる私たちも、これから「疲れない体」に変わるために、用意周到に「疲労の予防と解消」をしていかない理由はないでしょう。

「パフォーマンスを上げるためには、疲れを溜め込んではいけない」
「疲れを予防し、疲労から回復するために積極的に手を打っていく」
「疲れとは、まだまだパフォーマンスに伸びる余地があることの証」

疲労負債を溜めない「体とマインドの準備」こそが、短期的にも長期的にも、成果を上げる秘訣なのです。

エピローグ
〝再起動〟を完遂して「最強の自分」になる

「疲れているので、今日は仕事を休みます」

こう言って許される会社は、きっと少ないでしょう。

「疲れたから、家事はしません！」

そう宣言した主婦に対して、「大変だね、ゆっくり休んで」と思いやる家族も少数派だと思います。

いずれのケースも心配するどころか、むしろ顰蹙《ひんしゅく》を買うのではないでしょうか？

これが「熱があるので会社を休みます」ならば、上司は許可するでしょうし、逆に「休んでくれ」と言うはずです。

主婦が「骨折したから家事はしない」と言ったとき、「怠け者だなあ」と非難する家族もいないでしょう。

かように〝疲労〟というのは軽く見られていて、「たかが疲れ」「気の持ちようだ」「心の問題だ」とどうしても見なされやすい面があります。

しかし、病気やケガという、誰もが休んで当然と見なす状況を引き起こすのが、他ならぬ「疲労」だということは、念を押してお伝えしたいと思います。

「もっと疲労が重要視されてもいいのではないか?」

これが16年にわたって、スタンフォード大学でアスリートたちの「極度の疲労を避けられない体」と向き合ってきた、アスレチックトレーナーとしての私の実感です。

もちろん、疲労はなかなか数値化しにくいのが現状であり、「病名」のようなものではありません。

疲労を科学的に計測する方法も出てきてはいますが、まだまだ研究の途上であり、一般的ではありません。

だからこそ、疲労についての理解も浅いのでしょうし、疲労で医療機関を訪れたり、誰かに相談したりする人も少ないのでしょう。

一方、現在アメリカでは、アスリートにアスレチックトレーナーが付いているように、会社にフィットネス・医学部門を設け、ソフトエンジニアのためのアスレチックトレーナーや理学療法士、フィットネストレーナー、ヨガやピラティスのインストラクターが在籍するIT企業が増えています。

アスリート同様、この現代の厳しい競争社会において個々人が「最高の状態」で戦えるよう、サポート態勢を整える企業が急増しているのです。

また、アメリカのスポーツ界では「疲れるとパフォーマンスが下がる」というのは周知の事実で、練習量を抑えて疲労を防ぐことはスタンフォードのみならずどのプロスポーツでも徹底されています。

逆に日本の選手が海外に拠点を移すと、「練習のしすぎだ」とコーチに注意されるという話は珍しくありません。

アメリカでは、疲労回復に重要とされる睡眠についての意識が高まり、アマゾンの創業者ジェフ・ベゾスは「8時間睡眠をとればパフォーマンスが上がる」と「ウォールストリートジャーナル」の取材に答えて話題を呼びました。

宇宙ロケットの製造開発を手がける「スペースX」や電気自動車会社「テスラ」のCEOを務めるイーロン・マスクは、「週100時間働く」といわれるほどのハードワーカーです。しかし、そのイーロン・マスクでさえ「6時間は眠っている」と答えているのです。


日本とアメリカ、両方の事情に触れている私ですが、こうして比べた場合、疲労への認識についてはアメリカのほうが少し先をいっているように感じます。

日本でもようやく「疲れたら休んだほうがいい」という考えが広まってきたように思いますが、それはあくまで「入口」。現実問題、まだ十分に疲れが解消されていないことは明らかです。

慢性的にみなが疲れているのに、疲れに対しての理解が浅い。これこそ、電車の中に漂う「なんとなく元気がない」空気の原因ではないか……。

そんな気さえしてくるのです。

私の目の前にいるスタンフォード大学のアスリートたちは、つねに目の前の「目標」や「相手」に勝つために、長期的・短期的な両ビジョンを立て、それを一つひとつクリアしながら前に進んでいます。

ゴールにたどり着くためにできるだけの知識を身につけ、資源（リソース）を活用し、そして最大限努力をする。

これは、スポーツという分野に限った話ではなく、本書の主目的である「疲労をマネジメントして、自分レベル100％のパフォーマンスを発揮する」うえでの「共通の到達フロー」ではないでしょうか？

目標に到達するプロセスの中で、「疲れ」というのは大きな障害になり、その実態とメカニズムを把握したうえで疲労を乗り越える「努力」を重ねてこそ、ハイパフォーマンスは生まれるのですから。

これからは、「疲れの予防」と「疲れの解消」を積極的に取り入れていく。

つまり、「疲労マネジメント」のスキルを磨いて「疲労負債」を解消していくことこそが、今の日本に必要だと、私は感じます。

まずは、みなさん一人一人が「疲れとの付き合い方」を変えていきましょう。本書で紹介した「疲れない体」に変わるメソッドを日々の習慣として取り入れ、疲労に対するマインドセットも変えて、自分のためにも家族のためにも「疲労マネジメント」をしていきましょう。

一人一人のパフォーマンスの向上が、将来的には日本のパフォーマンスの底上げとなり、ひいてはこの国の明るい未来につながるはずです。

老若男女、国を問わず、「自分レベル１００％」のパフォーマンスを発揮する人が一人でも増えることを、願ってやみません。

3章　抗疲労体質になる 一流の食事術

・Alex Hutchinson, *The High-Fat Diet for Runners.* Outside. https://www.outsideonline.com/1926266/high-fat-diet-runners

・Volek, JS., Noakes, T., and Phinney, SD., *Rethinking fat as a fuel for endurance exercise.* Eur J Sport Sci. 2015;15(1):13-20.

・Nishitani, M., et al., *Novel Anti-Fatigue Compound: Imidazole Dipeptide.* Japanese Journal of Complementary and Alternative Medicine, Volume 6(2009) Issue 3 Pages 123-129.

・Ernesto Pollitt, *RESEARCHERS FIND BREAKFAST CRITICAL TO PERFORMANCE.* UCDAVIS HEALTH. https://www.ucdmc.ucdavis.edu/publish/news/newsroom/3052

・「疲労の正体」週刊ダイヤモンド(20161112、第104巻44号)

・エレイン N.マリーブ、『人体の構造と機能　第2版』、医学書院、2005.

4章　スタンフォード式 ハードワーク・メソッド

・G. Gregory, Haff, and N. Travis, Triplett, *Essentials of Strength Training and Conditioning.* Human Kinetics, 2015.

・William, DM., Frank, IK., and Victor, LK., *Exercise Physiology: Nutrition, Energy, and Human Performance, International Edition.* Lippincott Williams & Wilkins, 2014.

・H. Craig Heller and Dennis A.Grahn, *Enhancing Thermal Exchange in Humans and Practical Applications.* DISRUPTIVE SCIENCE AND TECHNOLOGY, Volume1, Number1,2012.

・Janda, V., *On the concept of postural muscles and posture in man.* Aust J Physiother,1983 Jun;29(3):83-4.

・Phil Page, Clare C. Frank, and Robert Lardner, *Assessment and Treatment of Muscle Imbalance: The Janda Approach.* Human Kinetics, 2010.

・Shirley Sahrmann and Associates, *MOVEMENT SYSTEM IMPAIRMENT SYNDROMES of the Extremities, Cervical and Thoracic Spines.* Mosby, 2010.

・Shirley Sahrmann, *Diagnosis and Treatment of Movement Impairment Syndromes.* Mosby, 2001.

・Kyndall, LB., *CLINICAL APPLICATION OF THE RIGHT SIDELYING RESPIRATORY LEFT ADDUCTOR PULL BACK EXERCISE.* International Journal of Sports Physical Therapy, 2013 Jun;8(3):349-358.

・Carol S. Dweck, *Mindset: The New Psychology of Success.* Ballantine Books, 2007.

・Ian Leslie, *Curious: The Desire to Know and Why Your Future Depends On It.* Basic Books, 2015.

・Tom Kelly and David Kelly, *Creative Confidence: Unleashing the Creative Potential Within Us All.* Crown Business, 2013.

・Moser, JS., et al., *Mind your errors: evidence for a neural mechanism linking growth mind-set to adaptive posterror adjustments.* Psychol Sci.2011 Dec; 22(12):1484-9.

・Angela Duckworth, *Grit: The Power of Passion and Perseverance.* Scribner,2016.

2017;41(4):739-746.
・Zajac, A., et al., *Central and Peripheral Fatigue During Resistance Exercise- A Critical Review.* J Hum Kinet.2015 Dec30;49:159-169.
・Pereira, VH., Campos, I., and Sousa, N., *The role of autonomic nervous system in susceptibility and resilience to stress.* Current Opinion in Behavioral Sciences, April 2017, 102-107.
・Taylor, JL., et al., *Neural Contributions to Muscle Fatigue: From the Brain to the Muscle and Back Again.* Med Sci Sports Exerc. Author manuscript; available in PMC 2017 Nov 1.
・Tanaka, M., et al., *Effect of mental fatigue on the central nervous system: an electroencephalography study.* Behav Brain Funct. 2012; 8: 48.

2章　疲れを持ち越さない 究極のリカバリー法

・Versey, NG., Halson, SL., and Dawson, BT., *Water Immersion Recovery for Athletes: effect on exercise performance and practical recommendations.* Sports Medicine, Nov;43(11):1101-30.
・Hing, WA., et al., *Contrast therapy--a systematic review.* Phys Ther Sport. 2008 Aug;9(3):148-61.
・Higgins, TR., Greene, DA., and Baker MK., *Effects of Cold Water Immersion and Contrast Water Therapy for Recovery From Team Sport: A Systematic Review and Meta-analysis.* J Strength Cond Res, 2017 May;31(5):1443-1460.
・Versey, N., Halson, S., and Dawson, B., *Effect of contrast water therapy duration on recovery of cycling performance: a dose-response study.* Eur J Appl Physiol.2011 Jan;111(1):37-46.
・Reyner, LA., and Horne, JA., *Sleep restriction and serving accuracy in performance tennis players, and effects of caffeine.* Physiol Behav, 2013 Aug 15;120:93-6.
・Cheri, DM., et al., *The Effects of Sleep Extension on the Athletic Performance of Collegiate Basketball Players.* Sleep, 2011 Jul 1; 34(7): 943-950.
・Milewski, MD., et al., *Chronic lack of sleep is associated with increased sports injuries in adolescent athletes.* J Pediatr Orthop. 2014 Mar; 34(2): 129-33.
・Taylor, L., et al., *Sleep Medication and Athletic Performance-The Evidence for Practitioners and Future Research Directions.* Front Physiol. 2016;7:83.
・Potter, ML., and Weiler, N., *Short Sleepers Are Four Times More Likely to Catch a Cold.* UCSF, August 31, 2015.
・Spiegel, K., et al., *Effects of poor and short sleep on glucose metabolism and obesity risk.* Nat Rev Endocrinol, 2009 May;5(5):253-261.
・Leproult, R., and Cauter, VE., *Effect of 1 week of sleep restriction on testosterone levels in young healthy men.* JAMA, 2011 Jun 1;305(21): 2173-2174.
・Stanford MEDICINE, *Sedentary Behavior–Too much sitting appears to be a major health risk- or - get off your fatty acids.*
・Susan Scutti, *Yes, sitting too long can kill you, even if you exercise*. CNN. https://edition.cnn.com/2017/09/11/health/sitting-increases-risk-of-death-study/index.html
・Owen, N., *Sedentary behavior: Understanding and influencing adults' prolonged sitting time.* Prev Med, 2012;55・535-539.
・西野精治、『スタンフォード式 最高の睡眠』、サンマーク出版、2017.

主要参考資料

論文資料の場合は、基本的に資料執筆者（姓、ミドルネーム・名のイニシャル、4名以上の場合はet al.として第一執筆者のみ記載）、資料名（斜字）、資料掲載誌名（略称可）、年、巻（号）、該当ページ（表示形式は掲載誌にのっとる）の順で記載。

プロローグ　全米最強のスポーツ医局が明かす「疲れない体」の作り方

・TIMES HIGHER EDUCATION, *World University Rankings 2018.* https://www.timeshighereducation.com/world-university-rankings/2018/world-ranking#!/page/0/length/25/sort_by/rank/sort_order/asc/cols/stats

・U.S. News & WORLD REPORT, *Best Global Universities Rankings.* https://www.usnews.com/education/best-global-universities/rankings

0章　スタンフォードで突き止めた「疲労発生」のメカニズム

・Maruta, J., et al., *Predictive visual tracking: specificity in mild traumatic brain injury and sleep deprivation.* MILITARY MEDICINE, 2014,179(6):619-25.

・Pavel Kolar, et al., *CLINICAL REHABILITATION.* DNS,2014.

・Alex Hutchinson, *WHICH COMES FIRST, CARDIO OR WEIGHTS?: Fitness Myths, Training Truths, and Other Surprising Discoveries from the Science of Exercise.* William Morrow Paperbacks, 2011.

1章　世界最新の疲労予防「IAP」メソッド

・Andrew, H., *Brain over brawn-CNS training for enhanced performance.* PEAK PERFORMANCE. https://www.peakendurancesport.com/endurance-training/techniques/brain-brawn-cns-training-enhanced-performance/

・Hodges, PW., et al., *Intra-abdominal pressure increases stiffness of the lumbar spine.* J Biomech, 2005 Sep;38(9):1873-80.

・Hodges, PW., et al., *Contraction of the human diaphragm during rapid postural adjustments.* J Physiol, 1997 Dec 1;505(Pt2):539-48.

・Frank, C., Kobesova, A., and Kolar, P., *DYNAMIC NEUROMUSCULAR STABILIZATION & SPORTS REHABILITATION.* International Journal of Sports Physical Therapy, 2013 Feb; 8(1): 62-73.

・Kobesova, A., et al., *Effects of shoulder girdle dynamic stabilization exercise on hand muscle strength.* Isokinetics and Exercise Science, 23(2015)21-32.

・Kolar, P., et al., *Postural function of the diaphragm in persons with and without chronic low back pain.* J Orthop Sports Phys Ther, 2012 Apr;42(4):352-62.

・Kobesova, A., and Kolar, P., *Developmental kinesiology: Three levels of motor control in the assessment and treatment of the motor system.* Journal of Bodywork & Movement Therapies(2013), xx, 1-11.

・Hodges, PW., and Gandevia SC., *Changes in intra-abdominal pressure during postural and respiratory activation of the human diaphragm.* J Appl Physiol(1985). 2000 Sep; 89(3):967-76.

・Son, MS., et al., *Effects of dynamic neuromuscular stabilization on diaphragm movement, postural control, balance and gait performance in cerebral palsy.* NeuroRehabilitation.

山田知生（やまだ・ともお）

スタンフォード大学スポーツ医局アソシエイトディレクター、同大学アスレチックトレーナー。

1966年、東京都出身。

24歳までプロスキーヤーとして活動した後、26歳でアメリカ・ブリッジウォーター州立大学に留学し、アスレチックトレーニングを学ぶ。

同大学卒業後、サンノゼ州立大学大学院でスポーツ医学とスポーツマネジメントの修士号を取得。

2000年サンタクララ大学にてアスレチックトレーナーとしてのキャリアをスタートさせ、2002年秋にスタンフォード大学のアスレチックトレーナーに就任する。

スタンフォード大学スポーツ医局にて15年以上の臨床経験を持ち、同大学のアスレチックトレーナーとして最も長く在籍している。

これまでに、野球、男子バスケットボール、男子・女子ゴルフ、男子・女子水泳チームなどを担当している。

2007年にアソシエイトディレクターに就任した後は、臨床開発で大きくスポーツ医局に貢献、同局プログラムのさらなる改革・促進に取り組んでいる。

アメリカサッカーU21代表チーム同行経験を有する。

本書が初の著書になる。


スタンフォード大学は「世界最強スポーツ大学」の呼び声高く、世界から有望なアスリートが集結している。NCAA（全米大学体育協会）のランキングでは、23年連続総合1位を獲得。また、ケイティ・レデッキー（女子水泳、オリンピックと世界水泳選手権を合わせると19の金メダル獲得）、シモーン・マニュエル（米国アフリカ系女子水泳選手として初めてオリンピックで金メダルを獲得）をはじめとする五輪メダリストが現役で在籍しているほか、タイガー・ウッズ（男子ゴルフ）やマイク・ムッシーナ（野球）、ジョン・マッケンロー（男子テニス）など、多くのプロアスリートを輩出している。

スタンフォード式 疲れない体

2018年5月30日　初版発行
2018年6月25日　第5刷発行

著　者　山田知生
発行人　植木宣隆
発行所　株式会社サンマーク出版
　　　　東京都新宿区高田馬場2-16-11
　　　　電話　03-5272-3166
印　刷　中央精版印刷株式会社
製　本　株式会社若林製本工場

ISBN978-4-7631-3687-9　C0030
ホームページ　http://www.sunmark.co.jp